# "La Vida de una Madre"

## "Violencia Vicaria"

**ISBN:** 9798391250777
**Sello:** Independently published

Este libro va dedicado especialmente a mi hijo menor, a cada uno de los integrantes de mi hermosa familia y a todas las madres que hemos tenido que soportar la reprobable e injusta violencia de género por medio de la: "VIOLENCIA VICARIA"

Agradezco a mi incondicional amiga Gemma por haber sido un eslabón importante en la cadena de acompañamiento durante el difícil proceso que comenzara con la sustracción de mi hijo por parte de su padre. A su admirable empatía y constante motivación para dejarle un legado impreso en donde relatara los dolorosos hechos que originaron la fractura del vínculo filial materno y manifestara algunas de las circunstancias desleales ocurridas.

Dania Borges Ramírez.

Prólogo:

Cuando comencé a hacer este libro estábamos en tiempos de Pandemia.

El hoy era inseguro, pero para esas épocas el futuro se dibujaba absolutamente incierto.

En una racha de explosión sentimental, me dejé llevar por la inercia de mis pensamientos y decidí contar un pedazo de la historia más triste de mi vida.

La libertad que me ofrece el ensayo literario me permitió hablar en tercera persona y poder externar sin censura un recuento de mis sentimientos. Por lo que desde diferentes voces en él se expondrá lo que ha sucedido en La Vida de una Madre, víctima de Violencia Vicaria.

Es difícil plasmar tantos años en unas páginas, pero estoy convencida de que la intención está sustentada con la verdad de lo ocurrido y algún día llegará a puerto seguro. Para ese entonces habrá valido la pena.

Los hijos alienados necesitan reconocerse como tal, porque sufrieron de abuso infantil sin saberlo al ser privados del amor de la madre.


"La Violencia Vicaria necesita ser visibilizada, por ello las Madres debemos de actuar"

Mientras escribo me siento justificado; pienso: estoy cumpliendo con mi destino de escritor, más allá de lo que mi escritura pueda valer. Y si me dijeran que todo lo que yo escribo será olvidado, no creo que recibiría esa noticia con alegría, con satisfacción, pero seguiría escribiendo, ¿Para quién? para nadie, para mí mismo.

JORGE LUIS BORGES.

"La Violencia Vicaria", es un término que acuñó en el año 2012 la Psicóloga y Forense. Sonia Vaccaro a quien cito de manera literal:


"Aquella violencia que ejerce el padre sobre los hijos para herir a la mujer. Es una violencia secundaria a la víctima principal, que es la mujer. Es a la mujer a la que se quiere dañar y el daño se hace a través de terceros, por interpósita persona"


Violencia Vicaria: Un golpe irreversible contra las Madres.


Psicóloga Clínica y Forense: Sonia Vaccaro.

**CAPÍTULOS:**

- Violencia Vicaria.

- Hechos y afectaciones legales.

- Relatos y anécdotas escolares.

- Patrones del modelo cultural

- Rasgos de personalidad del padre, según la madre.

- Enfoque psicológico del hijo, perspectiva de la madre.

- Actos hacia la madre de injusticia.

- Raíces culturales de la madre.

- Abriendo su corazón.

- Aprender a vivir con el trauma.

- Conociendo a su hijo en la distancia.

- Propuestas para visibilizar la "Violencia "Vicaria"

- Anexos para la intervención infantil y materna.

1_Introducción a la temática sobre la separación del hijo

(Violencia Vicaria)


Este ensayo que he postergado por tanto tiempo, sin saber si alguna vez me atrevería a publicar ha sido el resultado de un proceso largo y tormentoso que ha marcado el destino de cada integrante de la familia que se vio afectado negativamente en esta historia, por lo que será contada desde la perspectiva de la madre.


Y es que en calidad de testigo explicaré uno de los más crueles actos que un padre de familia ejerce en contra de la madre, justamente en el proceso de divorcio contencioso, cuando arbitrariamente sustrae al hijo y les condena desde entonces a ser víctimas de manipulación por medio de la denominada: "Violencia Vicaria"


Por lo que la intención primaria del presente ensayo es visibilizar los abusos cometidos por el padre, en agravio de la madre protagonista de la historia, utilizando al menor.


Por lo que se pretende conseguir que las madres víctimas de violencia vicaria se sientan identificadas, se reconozcan y tomen consciencia de las afectaciones psicológicas que conlleva este acto de crueldad compartido con el hijo sustraído y alienado.

Asimismo, instarle a redoblar esfuerzos, constancia y dedicación en buscar justicia. Hacer un llamado a las autoridades pertinentes como el poder legislativo para asumir su responsabilidad e intervengan en la generación de medidas precautorias justas para la sociedad.

Es importante puntualizar que los tipos de violencias que se pueden encontrar como abusos dentro de la violencia vicaria son múltiples y generalmente comienzan desde antes de la sustracción del menor, pudiéndose hallar entre ellas:

_Violencia Psicológica

_ Violencia económica

_Violencia emocional

_ Violencia Física

_ Violencia Institucional

_ Violencia sexual

_ Violencia patrimonial

_ Intento de feminicidio

_ Violencia de género

_ Violencia digital

_ Violencia legal

_ Violencia patriarcal

_Violencia verbal

_Violencia política

_ Violencia con privación de libertad


Cabe aclarar que no todas se encuentran en los casos de violencia vicaria, pero sí en ella existen una acumulación de violencias dirigidas hacia la mujer, con la intención de afectarle física y emocionalmente, buscando descalificarla familiar y socialmente.


Es importante destacar que la "Violencia Vicaria" es exclusivamente dirigida hacia las mujeres, porque las estadísticas a nivel mundial indican que estas acciones de abuso y violencia de género se cometen con un índice mayor por parte de los hombres en contra de ellas, siendo recurrente las denuncias hacia la figura masculina por acciones violatorias hacia las madres de sus derechos y garantías.


Desde el enfoque psicológico se visibiliza la intención que persigue el progenitor al atacar a un hijo con el objetivo de lastimar, desacreditar y causar dolor a la madre, utilizándole sin mesura como vía destructiva y de revancha.


Existen estudios acerca de este fenómeno social con diferentes calificativos tipificados legal o técnicamente psicológicos, con características similares como lo describe el:

S.A.P. (Síndrome de alienación parental) Acción de manipular al menor para suprimir en el cotidiano a uno de los padres, desestimándole, con la incisiva intención de ejercer venganza en contra del progenitor ausente.

En el caso que se expondrá esta alienación comenzó a raíz de las denuncias que la madre interpusiera dirigidas al padre de su hijo por agravios en su perjuicio, convirtiéndose en víctima de violencia de género e intrafamiliar y que fueron el detonante para que comenzara a desarrollar fervientemente un trabajo de coerción en el infante por parte de este.

La violencia vicaria de forma directa se ejecuta en contra de la madre, pero afecta directamente al menor, porque lo utiliza aprovechándose deliberadamente de la oportunidad que le brinda tenerlo consigo físicamente mediante la sustracción.

Es importante puntualizar que no es lo mismo el "S.A.P" que la "Violencia Vicaria"

En la "Violencia Vicaria" es la figura paterna (hombre) quien por venganza comete acciones en contra de la madre de su hijo, buscando generalmente sustraer al menor para utilizarlo como revancha, incitándolo hacia la falta de empatía a la figura materna.

Para entender el término es necesario conocer que vicaria es la persona que ayuda y ocupa el lugar de las funciones de otra o le sustituye por lo que en este tipo de violencia es el padre quien toma el control, y asume el derecho de custodia del menor para presionar a la madre.

Para esta mujer la devastación que provocó el caos del proceso de separación de su hijo en el año 2004 cambió el curso radicalmente de sus vidas. Ya que el menor se convirtió en el factor primordial de pugna entre sus progenitores.

Es el padre quien contrademanda a la madre e interpone el juicio de divorcio en su contra adjudicándose el derecho de custodia del menor durante el proceso legal provisional, evitando todo encuentro o acercamiento con ella, corrompiendo en múltiples ocasiones a las autoridades.

Fueron muchos los actos de injusticia que este hombre cometió en contra de la madre de su hijo, por lo que serán descritos desde mi postura de testigo y la intervención de la agraviada en un ejercicio catártico desde su propia voz, ante la imperiosa necesidad de reivindicarse.

Madre e hijo a la distancia, sufrieron abusos a su integridad y es que, desde sus diferentes perspectivas durante el transcurso del proceso de separación, cambiaron de estatus en un contexto abrupto dentro de la familia que les tomó por sorpresa y que les impedía cualquier oportunidad de relacionarse.

Por lo que científicamente se ha demostrado que los niños que han sido víctimas de manipulación con una marcada desvirtuación del padre que no está, suelen presentar daños colaterales que afectan su equilibrio emocional durante el desarrollo.

Los padres que alienan a sus hijos traman en ellos una "memoria falsa" ocasionando daños profundos en la vida del menor, pudiendo generar trastornos en la conducta durante su crecimiento y afectarles negativamente con algunas de las siguientes manifestaciones:

_ Miedo o alteración al ser víctimas, creyendo que sus madres no los aman.

_ Crecen desorientados, con episodios confusos, inestables emocionalmente, posiblemente por no haber tenido la suficiente madurez para comprender los hechos que ocurrieron en el seno familiar.

_ Tristeza posterior al hecho de prestarse a campañas de difamaciones en contra de su progenitora.

_ Culpas infundadas por creerse culpable de la separación.

_ Se pueden volver retraídos en la escuela o círculo social por encontrarse en una situación familiar diferente de los demás.

_ Crecen con falta de afecto materno, pudiendo en la adultez proyectarlo en su pareja con ira.

Con estas características se pretende demostrar categóricamente el profundo daño que origina la presión manipulativa dirigida hacia los hijos en contra de la madre, con la intención de lastimarla para invalidarla de toda relación, acercamiento o comunicación.

No obstante, existen los negacionistas que desestiman este fenómeno social e incluso argumentan que en una sociedad es inevitable que exista la violencia en todos los ámbitos, porque así ha sucedido por siglos y así deberá seguir siendo.

Sin embargo, este ardid como recurso en México se ha llevado implacablemente a víctimas que mediante gobiernos corruptos se han confabulado a través del poderoso señor "Don dinero" formando parte de una red conspirativa de influencias que favorecen al mejor postor sin ética y sensibilidad.

La justicia debería tomarse en serio la salud mental de los menores, porque se han cometido atropellos, por medio de funcionarios públicos carentes de ética que de forma burda e inhumana tratan casos familiares con absoluta impunidad, ocasionando destrozos sentimentales en las familias sin respeto alguno por la infancia.

La importancia de este fenómeno social debería ser prioritario a partir del análisis y conocimiento de las afectaciones anormales que ocurren en ambas violencias, tanto en el menor como en la madre.

Ya que, si bien no son iguales, están interrelacionadas por el lazo consanguíneo que se quiebra al mismo tiempo con una misma intención de fracturar la comunicación, siendo el verdugo primario la figura paterna.

En un análisis hecho por esta mujer acerca de lo ocurrido con su hijo, la madre y el menor en este trayecto, suelen manifestar actitudes de desequilibrio sentimental por la separación intempestiva y radical y dentro de ellas, pudiéndose identificar en cada uno:

Figura del hijo:

El daño psicológico y la inestabilidad emocional en las víctimas de violencia infantil durante los divorcios, suele ser detectado a través de la factible alteración de sus comportamientos. La constante presión para alejarlo de la figura materna les genera estrés y confusión, pudiendo repercutir también en la adolescencia, durante la juventud y posteriormente en la adultez.

Figura de la Madre:


En la madre convergen diferentes tipos de abusos incluso desde antes del divorcio o separación, como pueden ser actitudes de violencias físicas, verbales, psicológicas, chantajes de quitarles a sus hijos e intimidaciones que dicho de paso no son retroactivas en la ley, ni pecuniarias, considerando las afectaciones manifiestas, como consecuencias de maltrato en contra su salud emocional.


Destacan entre ellas las violencias de género mediante el abuso de poder, la sustracción del hijo con uso de la fuerza o recursos económicos, y de forma directa la marcada presión psicológica de la que se vuelve presa y el daño moral al ser desprestigiadas familiarmente.


Cabe destacarse que en la actualidad en México dicho fenómeno social va tomando relevancia en el área penal, ya que en diferentes estados de la República la lucha de mujeres víctimas de violencia vicaria han conseguido por su trabajo y esfuerzo incansable la visibilización de la inminente necesidad que existe de legislarse y tipificarse como delito grave, reconociendo su impacto negativo intrafamiliar.


Si bien el caso que se denuncia ocurrió hace algunos años, esta madre e hijo han permanecido separados hasta la actualidad. La mala praxis que hubo en su caso por parte de las autoridades y la insensibilidad de la que fueron víctimas bajo una constante manipulación e interposición de procedimientos ilegales y fraudulentos, logró separarlos impunemente.

La madre de esta historia fue humillada, burlada, insultada y amenazada de muerte por parte el padre de su hijo y algunos familiares, en medio de juicios que demandaban de su atención para buscar recuperar la custodia del menor.

Desde el principio del proceso le impedía este padre de familia, ver a su hijo, no se respetaban las visitas. Aunque gestionaba su juicio, acudía a diligencias legales, declaraciones y denuncias falsas le mantenían en estado de alerta para coaccionarla de forma permanente.

Haciendo una analogía con los temas que a continuación referiré, como suele suceder en las grandes batallas, las guerras que se ejecutan con ataques imprevistos sorprenden a los soldados o la sociedad civil en emboscadas estratégicas.

El factor sorpresa juega un papel poderoso ante los recursos armamentistas, ofreciéndole una ventaja considerable a quien toma el control y se vuelve poderoso, por su alcance y capacidad de avanzada.

Con esta estrategia la probabilidad de conseguir logros rotundos y significativos, favorece y marca la diferencia, contra quienes no cuentan con recursos bélicos para su defensa, o peor aun cuando ni siquiera han podido vislumbrar un plan.

Por lo que claramente para esta madre de familia, su adversario tenía poder y planeaba con recursos económicos destruirla, amenazándola con sitiarla cual ciudad derrumbada para tomarla por sorpresa con artilugios legales, que le impedían avanzar en medio del juicio por la custodia de su hijo.

Por lo que desde su voz nos comparte:

Me robaron a un hijo y ante el vilipendio que he tenido que soportar, reconozco que ha sido víctima de maltrato infantil, porque son evidentes las secuelas que le ocasionó el daño psicológico y la repercusión de la manipulación en contra mía.

He podido percatarme de actitudes y reacciones de comportamientos emocionales intempestivos de un hijo que ha tenido que vivir lejos de la figura materna. Visiblemente alienado en contra mía, por lo que admito que su forma de conducirse obedece al rigor impuesto por su padre y a un condicionamiento forzado a rechazar todo lo que provenga de mi parte.

He vivido la desdicha e infortunio de atravesar un divorcio contencioso con una persona resentida, que se llevó por egoísmo todo vínculo afectivo con un pedazo de mi ser. Esta guerra tuvo como resultado un hijo alienado, por una persona llena de ira y con un comportamiento soez y cruel.

Como madre encontrase con su hijo eventualmente, le produce miedo. Porque este le paraliza, cuando siente el rechazo que ha recibido por su parte en múltiples ocasiones. Le cuesta procesar, los desplantes, aunque sabe que responde a la presión paterna, y ya sabe que su reacción inequívoca será huir de forma temeraria.

"Vivir violencia vicaria, es como morir todos los días lentamente"

Por lo que reconoce y denuncia:

He sido víctima de la "VIOLENCIA VICARIA" y mi hijo creció sin saberlo siendo víctima de violencia infantil por parte de su padre.

2_ Temas legales y actos en contra de la madre.

(Hechos y afectaciones)


Siendo víctima de violencia de género encontró en la escritura un refugio a modo de catarsis, mismo que le ha servido para desahogarse, investigar y estudiar a fondo las secuelas generadas en ambas figuras parentales, siendo víctimas de este fenómeno intrafamiliar.


Por ello desde sus relatos como madre se pretende destacar y ejemplificar como pueden repercutir negativamente las consecuencias emocionales que conlleva la manipulación en los hijos alienados en contra de su progenitora, así como las dolorosas circunstancias que tienen que sufrir los menores, por el egoísmo implacable de sus progenitores.


Entendiendo que este padre la dejó involuntariamente vetada de sus funciones para con su hijo, tendríamos que comprender y puntualizar que el daño fundamental que se quiere originar es hacia ella, pero afecta intrínsecamente al menor, ya que, la acción de alienación se perpetúa, porque no se pondera su figura.


De esa manera como madre admite que jamás pudo ser capaz de vislumbrar lo que el destino les tenía reservado, en un revés por demás disruptivamente equivocado.

Pensó que sería difícil para el padre de su hijo aceptar que se atreviera a denunciarlo por los tipos de abusos cometidos, sin embargo, siempre le parecerá inobjetable la forma tan burda de haberle sustraído al menor de la manera más irrespetuosa para el menor.

Ya que con dolo y alevosía se condujo con la firme intención de aniquilarla emocionalmente y no le importó la salud emocional de su hijo, utilizándolo a la medida de su antojo.

Somos muchas las personas que le hemos motivado a ventilar esta injusticia abominable, ya que a propios y extraños nos ha parecido un acto sin parangón y de los peores errores que un padre dirige hacia su propio hijo al eliminar por egoísmo la figura materna de su vida, aprovechándose de la vulnerabilidad de ambos.

Quizás desde la perspectiva materna se logre llegar a la reflexión del daño que generan las acciones misóginas cometidas en su contra, porque también lo padecen muchas madres a las que le ha tocado vivir esta cruel renuncia forzada de un hijo en contra de su voluntad.

"Que alejen un pedazo de tu ser injustamente como lo es un hijo, es de las peores ausencias que una madre puede llegar a aceptar"

En el proceso del juicio, en defensa de la madre, se presentaron pruebas violatorias a sus derechos fundamentales como persona y mujer. La violencia psicológica que sufrió por parte del padre de su hijo en confabulación con la familia y en contubernio con las autoridades fueron evidentes.

En México se ha actuado en hechos como el expuesto, sin escrúpulos y las mujeres en muchas ocasiones continúan siendo víctimas por su género y no se priorizan los intereses de los niños, cuando el padre los sustrae negligentemente corrompe a las autoridades.

Haciendo remembranzas sobre lo sucedido con su hijo en la infancia, esta mujer denuncia que las autoridades le otorgaron la custodia provisional a este hombre, estando sujeto a procesos penales significativos y además al final del juicio, aun demostrándose su culpabilidad también la custodia del menor.

- ¿Cómo alguien con antecedentes penales, podría adquirir la custodia de un menor?

En el razonamiento generalizado de quienes sabían de su caso, no podía ser admitido que las autoridades hubiesen sido tan frívolas y mediocres por lo que algunos dudaron de la explicación con argumentos que la madre sostenía con pruebas fehacientes.

Es necesario comprender que en (Yucatán, los delitos cometidos por el padre de su hijo aun siendo graves, en aquellos años, solamente alcanzaban como pena una cuota de reparación de daño y fianza irrisoria)

Hasta hace apenas unos meses en el estado de Yucatán se aprobaron en el Congreso las iniciativas que adicionan y modifican la "Ley de acceso a las mujeres a una vida libre de Violencia" dentro del Código Penal por unanimidad, incorporando e incluyendo la Violencia Vicaria.

Nadie tiene mayor interés o hace mejor las cosas que quien las necesita, por lo que esta mujer intentaba de la manera que podía hacer valer sus derechos, defendía sus principios, denunciaba lo que sucedía, pero desafortunadamente la impunidad prevalecía.

Cuando el padre sustrajo al menor, lo llevó a casa de sus progenitores, por lo que estando evidentemente en su terreno no volvió a permitir el acercamiento con su madre, poniendo entre ambos una barrera de contención invisible pero impenetrable.

Impidió toda comunicación con su hijo y familia materna, de la misma forma se esmeró en no permitir visitas, ocultar información importante como lo fue dónde estudiaba, decidiendo su cambio de colegio sin legalmente ser notificada.

- ¿Qué ganó este padre al sustraer y quedarse con el hijo?

La posibilidad de ensimismarse en su egoísmo descomunal, impidiéndole al menor conocer la realidad, contribuyendo y recreando un panorama absurdo, con hechos falsos, tristemente inconcebibles, por demás apoyados por su familia.

En menoscabo de este, lo sometía a la desesperanza, resentimiento, miedo, culpas y falsas comprensiones dentro del caos existencial que de por sí vivía su hijo en el cotidiano, convirtiéndole en víctima del abuso infantil de su propio padre durante los cuatro años que duró el juicio civil y penal.

Una madre no solamente es la persona que tiene biológicamente la capacidad de gestar en su vientre hijos, no es una incubadora, es una persona y mujer que funge además un papel fundamental en el desarrollo del hijo desde la concepción.

Asimismo, cuando nace su hijo, generalmente en circunstancias naturales esperadas se origina el apego positivo como vínculo. Ese que brinda confianza y apoyo moral durante su vida, el cual sería necesario y óptimo que se generara junto a la figura del padre para un sano equilibrio emocional.

La Ciencia hace referencia a la oxitocina que les vincula estrechamente en el proceso materno a través del cordón umbilical desde que es neonato y posterior al nacimiento. Por lo que este suceso provoca generalmente la necesidad de protegerle desde la maternidad.

De ahí la importancia manifiesta en los tests perinatales y neonatales sobre las características específicas del recién nacido a través del vínculo materno durante la gestación, ya que siguen apareciendo datos relevantes que son publicados en artículos de investigación en donde se demuestra la significancia de su estrecha relación.

Más adelante es con la madre generalmente es con quien justamente se crean valores como la autoestima, seguridad, relaciones interpersonales y de pareja, siendo estas las más significativas que se producen en este vínculo filial.

Desde la concepción del hijo, la madre en condiciones naturales y de salud mental, provee las necesidades de su hijo manteniendo una relación intensa de alimento y cariño, misma que se volverá más fuerte instintivamente.

Una madre que decide tener a su criatura como sucedió en este caso, espera con paciencia, responsabilidad y ansias el momento a término, propiciando el entorno y generando el espacio adecuado para brindarle el mejor de los cuidados y atención desde el vientre, preparándose para darle vida.

Por ello nos comparte:

El cuidado de un hijo es una responsabilidad. Haberlo sido desde tan joven, me permite constatar que el verdadero amor a un ser que viene de tus entrañas, no lo puedes extorsionar, intoxicar o corromper.

Un padre proveerá en su hijo la certeza que necesita para su inicio de apego seguro, procurará ofrecerle al pequeño la tranquilidad emocional necesaria y defenderá sus derechos y garantías fundamentales para prepararle como futuro individuo.

Un padre con plena consciencia de sus actos jamás tendría que lastimar a su hijo por venganza, y mucho menos con la persona que le dio la vida. Ambas figuras parentales tienen la obligación moral de priorizar la integridad de su hijo.

Cuando ocurre una separación de pareja, casi siempre los hechos que marcan la famosa gota que llena el vaso no necesariamente son el motivo de ruptura del vínculo. Se van desencadenando múltiples circunstancias en detrimento de esta, por lo irreconciliablemente ocurre la fractura de la relación.

Cuando el divorcio se vuelve difícil y contencioso teniendo hijos en edad prescolar, el personal de atención psicológica legal y escolar deberían observar con mayor detenimiento la implicación de los niños en los juicios. Ya que sucede que este proceso llega a generarles estrés y un grado importante de desequilibrio emocional.

Si los progenitores no actúan con la debida inteligencia emocional para aceptar con responsabilidad la irremediable separación con su pareja, pueden llegar a incidir de forma negativa en los hijos, al no ser contemplados con respeto y buscar utilizarlos como rehenes en el proceso de separación, generando la violencia vicaria.

Cuando el progenitor sustrae al hijo y este cuenta con uso de razón es probable que infiera problemas en la relación de sus padres al escuchar comentarios inapropiados en su entorno, que se utilizan para dañar a la expareja.

Tendremos que entender que son menores y que su estado emocional se vuelve proclive a entrar en descontrol, pudiendo exacerbarse sus miedos e incertidumbres ante los cambios que ocurren a su alrededor de forma rápida.

Para el menor este cúmulo de culpas e incomprensiones, desde su nueva repercusión social en la escuela, les hace sentir diferentes cuando son llevados a testificar a los juzgados, interfiriendo en su vida, siendo invadidos en su espacio.

En muchas ocasiones el progenitor les utiliza como chantaje emocional para buscar la reconciliación con la expareja, digamos que, en el termómetro emotivo del menor, la esperanza sube y posteriormente sufren la caída al captar que no será posible.

Los menores durante los juicios de divorcios contenciosos suelen ser revictimizados cada vez que acuden con alguno de los adultos con los que tiene que hablar de sucesos falsos y además lo tienen que hacer por obligación para defender a quien lo tiene en custodia.

Es entonces cuando el padre al sentir el rechazo de la madre de su hijo descarga en él, resentimiento porque le tienen cerca y arremete sin pensar en el menor toda la ira que siente para dañarla con lo que más le duele.

"Los niños utilizados por el padre, para infligir dolor a la madre también sufren"

Ciertamente en el ámbito Psicopedagógico algunas situaciones se hacen evidentes en el proceder de los alumnos a temprana edad, durante el divorcio de los padres. Por lo que sería conveniente apoyar y encontrar herramientas que contribuyan en los cambios y readaptaciones sociales, en un contexto civilizado en donde la escuela y familia le ofrezcan la posibilidad de vivir el proceso transitorio lo más equilibrado y pacífico posible.

Los hechos por describir denuncian de forma clara la manipulación atroz contra un niño que hoy día sin la presencia de su madre, se convirtió en hombre.

Asimismo, para entender el planteamiento del caso, resulta oportuno repasar los múltiples sucesos que ocurrieron, como consecuencias de la separación que soslayó sin duda el vínculo entre ambos padres.

Se pretende dejar de manifiesto que derivado de circunstancias extrañamente inadecuadas legalmente, este menor quedó en estado de indefensión, siendo víctima de una de las más crueles ausencias, la falta de su madre en la infancia.

Sin embargo, tras los años transcurridos por la separación forzosa, esta mujer tiene la certeza como madre de haber aprovechado la vida compartida con su hijo mientras estuvieron juntos, asimismo haber podido conseguir transmitirle valores de familia, más allá de la educación escolar.

Tiene la tranquilidad de saber que su hijo recuerda por la edad que tenía para ese entonces, cuanto lo procuró, cuidó y defendió mientras pudo, incluso le hizo referencia a la importancia de reconocer el dinero como un medio y no como un fin.

Le enseñó la diferencia entre la humildad y la prepotencia. Le inculcó códigos de respeto, valores, le hablaba de la familia, de los que estaban cerca y de los de lejos y sobre la justicia. Sabe que su hijo ha crecido sabiendo que su madre nunca lo ha olvidado.

"Yo no te abandoné, tu padre te arrancó de mis brazos"

3_ Actitudes de Alienación hacia el Hijo.

(Relatos y anécdotas escolares)

Los cambios que advertía en su hijo desde la distancia se dieron paulatinos desde que el padre lo sustrajo de su hogar. Este niño tuvo que adoptar abruptamente criterios de desaprobación en contra de la madre, porque en el entorno de su padre eso era lo que existía, encabezándolo con la orquestación de un complot hacia ella, del cual como menor de edad se encontraba vulnerable.

Su madre se dio a la tarea de buscarlo en las posibles escuelas de la localidad hasta que por fortuna otra mamá se la encontró de casualidad y le informó donde estaba.

A partir de entonces acudió con el director y presentarse, para ponerse a sus órdenes, explicar la transición del caso, ofrecerle sus datos para ubicación en caso de que fuese necesario, conocer sobre su salud en general y como se adaptaba, por lo que solía asistir en busca de sus calificaciones mensualmente.

Curiosamente hay muchos padres de familias que la recuerdan de esa época porque, aunque no podía tener relación con su hijo, al menos ir a su salón le acercaba un poco a su vida, cuando las maestras le contaban como iba en su desempeño escolar.

En alguna ocasión le envió una carta con la madre de uno de sus compañeros a un retiro religioso. Le escribió unas líneas sencillas, con un lenguaje apto para cualquier niño, enfatizando cuanto le extrañaba, pensaba y amaba.

Para su sorpresa le pidieron que se presentara a la dirección, porque su hijo a diferencia de los demás alumnos había recibido dos cartas, una de su padre y otra de ella. Al llegar el director además de llamarle la atención por haberle escrito, le pidió que dejara de ir al colegio, porque le generaba inestabilidad emocional a su hijo.

Para esta mujer la escuela debería de haber sido un espacio neutral, en donde ambos, el hijo y ella, pudiesen tener un acercamiento incluso bajo supervisión psicológica. Pero no pudo ser porque no tuvieron la sensibilidad necesaria para favorecer esta relación.

En cuanto se dio cuenta de que estaban apoyando sin argumentos firmes al padre de su hijo, solicitó: que le dieran por escrito este requerimiento, y solicitó que en ese momento le llamaran para hablar con él físicamente, pero este representante religioso simplemente se negó.

Cuán fuerte sería su reacción sorpresiva, cuando este hermano Marista a través de su computadora, le mostró un video previamente grabado en esa misma oficina, en donde el menor argumentaba que no deseaba verla en las instalaciones del colegio, porque ella lo maltrataba cuando vivían juntos.

Cabe destacar que en esta actuación del hijo siendo grabado por el propio director, su madre le dijo y recalca:

(Mi hijo jamás levantó la cara y tampoco miró a la cámara, porque sabía que mentía y repetía lo que su padre le dijo que tenía que decir)

A partir de ese día en efecto ya no le entregaron las calificaciones que cada mes iba a buscar para enterarse de su aprovechamiento escolar. No cabe duda de que en ocasiones el dinero puede comprar fácilmente a los corruptos de cualquier medio y la escuela no era la excepción, porque el que pagaba su colegiatura era el padre.

Expresa con mucha nostalgia como las palabras de este hombre, en aquellos tiempos retumbaron en su cerebro una y otra vez. La cerrazón que demostraba al respecto era inconcebible, aunque le explicó con fundamentos que el padre estaba manipulando a su hijo para impedir que se acercara, su proceder seguía siendo intransigente.

Es usted: "Una madre egoísta"

La escuela debería ser un lugar imparcial con respecto de los problemas intrafamiliares. Sin embargo, ese día estando absorta ante semejante escena, sobrecogida, impotente, desmoralizada, temblorosa, con pasos inseguros, hecha añicos cruzó al parque frente al colegio.

Recuerda haberse sentado en una banca para poder estabilizarse del shock emocional que acaba de presenciar. Ese director le llevó a experimentar uno de los momentos claves para aceptar que las actitudes que su hijo estaba teniendo para con ella, obedecían a la estrategia de desprestigio que articulaba la implacable guerra del padre a través de todos los frentes, incluyendo el religioso y escolar.

Por ello desde sus exclamaciones más profundas le dice a aquel niño que fue:

_ ¡Cuánto siento que hayas tenido que mentir tantas veces!
_ ¡Cuán difícil debe haber sido tener que repetir hechos que no ocurrieron jamás!

Otro de los actos insensibles dirigido hacia su persona, fue haberla excluido durante la comunión de su hijo, este hombre posteriormente se esmeró en publicar la fotografía en el periódico, ya que no escatimaba oportunidad alguna de hacer evidente el desprecio y venganza que sentía hacia ella, con la burda hipocresía de aparentar ser un padre abnegado.

Madre e hijo jamás volvieron a compartir alguna actividad juntos, incluso para la culminación de primaria se planeó una excursión y a las madres les llamó la atención que este no compartiera con sus compañeros en el autobús, sino que viajó aparte con su padre en moto y aunque no estaban de acuerdo porque la finalidad era la convivencia, estimaron que era mejor no hacerle la observación, por el fuerte temperamento y prepotencia con el que este se conducía en la escuela.

En la Secundaria, fue el director totalmente opuesto al anterior se mostró sensible y humanista, le hizo notar que era evidente la necesidad que su hijo demostraba en clases, al sentirse diferente a la mayoría de sus compañeros, por ser el único que no tenía contacto con su madre.

Refiere que siempre recordará con afecto a este buen director Ide, como una excelente persona, con su sensibilidad y carisma, quien además tuvo la gentileza de obsequiarle el anuario y para ella, salvó con creces el nombre de ser representante de la comunidad Marista.

"Si proteges al padre que se llevó a mi hijo, también eres cómplice de secuestro"

El mundo cibernético para ella estaba prohibido cuando vivían en familia. Así que aprovechaba con interés en aquellos meses el incipiente aprendizaje que adquiría en un ciber café, porque le brindaba la oportunidad de adquirir fotos, videos y conservar recuerdos de la vida de su niño, cuando publicaba algo en las redes, mientras se convertía en adolescente.

Su hijo se hizo hombre y ella maduró, pero, aunque no fue fácil de superar esta prueba la hizo más fuerte de lo que jamás hubiese pensado. Por lo que, sin poder obviamente predecir el futuro, necesita contarle los hechos ocurridos desde el otro lado de su vida, donde se quedó de lejos viendole crecer.

Hijo:

Esta recopilación de historias y aprendizajes es justamente la manera que tengo de poder externar algunas de las múltiples experiencias que me han ocurrido a lo largo de estos más de 18 años que han separado nuestras vidas.

Significa la forma en donde he podido encontrar libertad de pensamiento para expresar mi sentir y aunque sé que no me lo has pedido va con la genuina intención de hacerte saber por si algún día lo necesitas, como acontecieron los hechos de esta separación obligada.

Te invito a redescubrir la mirada de una madre que ha sido junto contigo injustamente violentada, porque detrás de los barrotes de la fortaleza en la que estuviste encerrado en contra de mi voluntad, te mantuve en mi mente y en los recuerdos más vívidos de mi corazón.

Fueron estas palabras literales las que pronuncié cuando hablamos aquella última noche en la casa y te dije:

_No te preocupes mi niño, vendré por ti, porque a las madres cuando se divorcian de los padres, siempre les entregan a sus hijos. Y sé que me creíste y también sé que en tu corazón por mucho tiempo debió permanecer esa promesa…

En aquel momento estaba segura de que se haría justicia, acudí muchas veces con jueces y magistrados para tratar de explicar lo patético de nuestra separación. Intentaba recuperarte, pero ignoraba la mediocridad de algunos servidores públicos.

Nunca imaginé el grado de hostilidad e insolencia con el que me trataría tu padre, no vislumbré jamás hasta dónde sufriríamos esta cruel ausencia. Porque solamente se trataba de llegar a acuerdos flexibles para tu sano proceso de separación. Deseaba que pudieses compartir con ambos en un vínculo afectivo, lo más apegado a lo natural.

Desconocía cuan fría podría ser la maldad de una persona sin escrúpulos, despiadado y vengativo en contra de nuestra relación. Solamente un ser mordaz puede herir a otro ser humano de la forma tan vil como lo hizo, máxime si se trataba de ti y de la madre que te dio vida.

Fuiste un hijo deseado, quise buscarte. Dios me complació y fui inmensamente feliz desde el primer día que supe que estabas en mi vientre. La emoción y la alegría me invadieron y ciertamente tu espera y llegada, fueron motivos de regocijo, esperanza y satisfacción.

Acudía regularmente a los chequeos médicos, me alimenté sanamente y tuve un parto natural con la bendición de haberte recibido saludable, pesando 3, 400 kg con 50 cm, sin complicaciones. Nunca tuve vicios, así que genéticamente por mi parte eres absolutamente sano.

Debes saber que en la fase final del embarazo tu padre se encargó de gestionar con el médico la fecha para que nacieras y te adelantaras, con la intención de coincidir en el mismo número del mes como fecha de cumpleaños. Estimo que sin duda probablemente hubieses nacido pocos días después.

Suele ser un tema recurrente el hecho de que muchas personas me pregunten por qué te quedaste con tu padre. Quizás no entienden la dimensión del grado de manipulación del que ambos fuimos víctimas al mismo tiempo y toca explicar.

Hoy me atrevo a dar por cierto el viejo refrán que versa:

"Las cosas por su propio peso caen"

En una de las discusiones de los últimos días, recuerdo tu cara de niño preocupado cuando tu padre me encontró contigo temprano. Y es que justamente después de ese día decidió llevarte con tus abuelos. Nunca imaginé que esa mañana sería el último adiós.

_ ¿Qué madre en su misma casa no puede hablar con su hijo?

Debo admitir en este punto la prepotencia y el abuso hacia esta madre estaban en el nivel más alto de intimidación.

Sin saberlo, ambas figuras, madre e hijo desde diferentes ángulos estaban siendo manipulados, agredidos, violentados, abusados y utilizados para complacer el ego de un ser dictatorial que solamente le importaba ganar a costa de lo que fuera.

_ ¡Es inverosímil que existan padres tan egoístas!

Hijo:

Aprovecharé para refrescarte algunos recuerdos que estoy segura evocaré con sutileza, porque vivimos juntos en tus primeros años y sé que los conservas en tu memoria, junto a algunos episodios de familia y travesuras de tu niñez:

Una vez planeamos desde la noche, levantarnos muy temprano y alistarnos para ir mientras dormía tu padre a caminar en la avenida cercana. En esas épocas por irrisorio que parezca y siendo adulta, no podía salir sin su permiso, aunque fuese contigo.

Existía en nosotros un vínculo de madre e hijo bonito, genuino, cargado de complicidad, y nos divertíamos con juegos y chistes del cotidiano. Conservo algunos videos que lo constatan.

_ ¡Amaba que me acompañaras a todos lados!

_ ¡Tus ocurrencias me encantaban y dominabas muy bien el arte de arremedarme!

_ ¡Qué risas!

Te confieso que era refrescante para mi respirar el aire puro, cuando estábamos relajados, porque no existía el ambiente de rigor, Marlboro y estrés que era cotidiano. ¡Hacíamos pijamadas viendo tus películas favoritas con palomitas!

Demandabas de mí y disfrutaba verte feliz despertar cada mañana con tu canal favorito, recuerdo que te ponía los calcetines y tu sonrisa me hacía la mañana. Fuiste un niño carismático, ocurrente, y confiabas en mí, eso por más que te lo hayan querido borrar está en ti.

_ ¡Añoro esos tiempos de cuando compartíamos la vida!

Tengo la certeza ineludible de que nuestro vínculo era especial, por ello lamento el terrible dolor que tuviste que sufrir en tu infancia injustamente, porque nuestras vidas no debieron separarse jamás y tuviste que afrontar mi ausencia siendo niño abruptamente sin tener culpa.

No contabas con la edad suficiente para procesar tan compleja información con respecto de los hechos inapropiados que ocurrieron en nuestra familia. Los niños no deberían tener que vivir con miedos e intranquilos. Nuestro deber como padres es evitarles angustias y pesares que los alteran emocionalmente.

Los niños alienados en el divorcio cargan con el peso de los adultos, es desleal transmitirles resentimientos que siente el padre en custodia, en contra del padre ausente. A un menor que no le dieron la oportunidad de alcanzar el criterio apropiado para decir basta, no quiero que me hablen mal de mi mamá.

A este niño no le dieron la oportunidad de defenderse, por lo que considero fundamental que se reconozca la dimensión del abuso en contra de la infancia, como inmoral y cruel. Suele ser un acto de irrespeto por ellos, ser quienes reciban de forma directa, el embiste de un ser cargado de odio.

.

"Violencia infantil, es también hablar mal al hijo de su madre"

Hijo:

Debes saber que después de los primeros años de tu ausencia, tras haber concluido la época de juicios, quedé abatida tras las injustas y desoladoras circunstancias al tener que aceptar mi vida sin ti. Y a nivel físico y emocional las presiones me hicieron cautivas de un descontrol emocional que repercutieron en mi salud.

Comenzaron los estragos en mi piel como un recordatorio permanente de este dolor insondable, que me marcó para siempre. Las manchas del dolor en mi rostro son las marcas imborrables de ese tiempo y no las puedo ocultar ni con el mejor de los maquillajes. Sin dudas el sufrimiento deja huellas y el cortisol se hizo dueño de mí.

En mi razonamiento de ese tiempo, los hijos específicamente en la infancia eran proclives a la madre por muchas necesidades que únicamente ella podría ser capaz de atender. Y es que para la mujer que fui, una de mis funciones prioritarias mientras vivías conmigo, era estar al pendiente de todo lo que tuviese que ver con tu bienestar.

Quizás algunas cuestiones sean generacionales, porque en los tiempos en que nací y en los que posteriormente ocurrieron los hechos, no eran evidenciados ciertos fenómenos de índole social que han sido demostrados como errores preconcebidos y formas obsoletas de educación. Por ello acepto que en este sentido mi criterio estaba siendo sesgado por el estilo de crianza con el que me educaron.

Por lo que reconozco que actualmente gracias a la información arrojada por estudios psicosociales y a la inclusión una persona sin importar su género puede encontrarse apta psicológicamente para fungir como padre o tutor, siendo acreedor del derecho a la crianza de un menor de edad y generar la estabilidad emocional que el niño necesite.

Sin embargo, este padre de familia no estaba siendo apegado a la ley con un sentido de preocupación justa para con su hijo, ya que estaba extorsionando a las autoridades y manipulando al menor en contra de su madre, por lo que además de haberlo sustraído, lo utilizaba impunemente con argumentos falseados sin fundamentos que nunca fueron probados.

"Te guardo en un espacio tan dentro de mi alma, en donde te prometo que no llegará el olvido jamás"

Ralph San Bernal.

Hijo:

Permaneces en mis sentimientos, en el mismo lugar de siempre, especial, inamovible que no permite tristezas, ni cabida para rencores, ese que es transparente y que solo se entrega por el placer de hacer el bien con amor sincero.

Pasé largas horas de insomnio, desesperación, llanto, impotencia, tristeza extrañándote. Dicen que las cosas que valen la pena deben hacerse con esfuerzo y constancia para que se logren y así lo hice hasta el final, a pesar de que no pude volver a abrazarte.

Aunque desafortunadamente no pude ganar aquella batalla que se trataba de ti, no fue por falta de interés, sino porque me venció el poder de la corrupción. Tengo la consciencia tranquila para poder mirarte de frente, porque no me rendí, simplemente fui atacada por factores externos que se salieron de mi radio de acción.

- ¿Por qué no admitirlo?

También se salieron de mi presupuesto.

Hoy mis circunstancias son diferentes, necesito hacer valer mis derechos, porque estoy íntegra, acompañada y fuerte, deseo transmitirte y quizás más adelante poderte brindar todo el amor que guardo y he atesorado para ti, porque te lo mereces, eres su dueño absoluto y te lo debo como mamá incondicionalmente.

Estoy segura de que algún día te será de utilidad saber que tu madre no te abandonó como te hicieron creer, sino que simplemente me borraron de tu vida, con la firme intención de lastimarme, aunque con ello te doliera la ausencia de no tenerme.

Me resulta imposible pensar que creas esa etiqueta de madre despreciable que me colgaron durante aquellos largos años que duró el juicio para obtener tu tutela, porque fueron incontables las veces que tu padre nos coartó la oportunidad de relacionarnos en familia.

A veces siento que el tiempo apremia, por ello hago este ejercicio simbólico que me mueve a hacerte saber lo que ocurrió desde mi perspectiva, por ello me dejo llevar por la inercia, necesito decirte, escribo y me sumerjo en cada hendidura de mi cerebro, en donde rescato pedazos de esa memoria rota, que ha guardado los dolorosos trozos de tu ausencia.

- ¿Qué implicación tiene el tiempo en todo esto?
- ¿Cuándo es la hora exacta para comprender las circunstancias que nos alejaron?

El recuento de los años y los daños debe ser contado y para ello no he encontrado otra forma más genuina y fehaciente que expresarme en estas líneas para dejarte saber lo que has significado y representas en mi vida, porque a pesar de las circunstancias adversas y la renuncia impuesta de una relación fracturada, sigues perteneciéndome en mi haber materno y haces que me sienta inmensamente orgullosa de ser tu madre, porque jamás renuncié a ti.

"Yo no me fui, te alejaron de mi"

Cuando pienso en cuanta falta te debo haber hecho, aborrezco la falta de oportunidad que hemos tenido, y se despierta la impotencia dormida que vive en mí, esa que me recuerda las veces que has tenido que pasar de largo la pregunta inevitable:

- ¿Qué pasó con tu madre?
- ¿Por qué no está en tu vida?

He sabido de algunas respuestas que sueles dar, y es que te han programado para evadir rotundamente el tema. Y que fuerte has tenido que ser para seguir adelante desde que eras niño y omitir a tu figura materna.

_ ¡Cuántos momentos de infelicidad!

_ ¡Cuántas conversaciones dolorosas, tuviste que escuchar!

Qué triste que tengas que normalizar lo que tanto daño te hizo y que aun siendo capaz de emanciparte tengas que seguir cargando con una responsabilidad con el ser que tanta afectación te produjo.

Admitir la realidad te ayudaría a darle sentido a la presión que como niño viviste, entenderías que te condicionaron a una evasión radical de la figura materna, y te privaron de la oportunidad de defenderte y expresarte, porque no pudiste siquiera escuchar alguna vez que alguien hablara en positivo sobre tu madre.

En aquella época alguien de buenos sentimientos cercano a ti, me hizo saber que se percataba de cuanto te disgustaba que mencionaran el tema, y no porque no me quisieras como intentaron hacernos creer vilmente, sino porque te parecía injusto, porque yo no estaba presente.

Es de sentido común conocer acerca de la relevancia que funge la familia, así también la repercusión que tiene la misma en el futuro de cada integrante, por lo que alguien que no valore las figuras parentales en la vida de un menor, no puede llamarse de otra forma que no sea "Ignorante"

El egoísmo de figuras femeninas en tu familia paterna no te cobijó lo suficiente. Hacer como si hubieses extraviado una bicicleta al perder a una madre es patético. Resulta inconcebible hacerle daño a un hijo hasta quebrarlo o mutilarle de la madre sin razón, pero contribuir como parientes es demasiado cruel.

- ¿Cómo poder explicarte en aquel momento que lo que tu padre proclamaba a los cuatro vientos como una victoria al tenerte consigo, no era más que una cruel y burlesca falta de respeto hacia tu persona?

Reconocerte víctima de esta estrategia maquiavélica, y partícipe de hechos absurdos, sería el primer paso para admitir que te dañaron sin escrúpulos. Sería lo óptimo que buscaras la posibilidad de retirar esos velos que impiden abrirte el camino que te lleve a la legitima libertad de pensamiento y razón.

"La vida es muy corta como para cargar un peso en las espaldas que no te pertenece"

No deberías dilatar más las riendas de tu vida pausada e incompleta porque esa la única que tienes y venimos a ser felices a este mundo. Mientras vivamos, somos mitades de un mismo corazón, que independientemente de la distancia laten juntos. Este vínculo que nos une es natural, real y sólido. No soy una desconocida, soy tu madre y me siento orgullosa de lo fuerte y lejos que has llegado.

Los niños alienados, se vuelven jóvenes dolidos y probables adultos resentidos con las circunstancias que les tocó atravesar, por culpa del padre que lo sustrajo. Les forzaron a renunciar a uno de los seres más importantes de su vida.

Insisto:

No es justo que los hijos tengan que seguir cargando sobre sus pensamientos, los sacos de veneno con los que se alimentan los padres resentidos.

Durante mucho tiempo te he escrito correos que almaceno como pruebas. Al principio algunos fueron dirigidos a través de tu padre cuando eras niño porque no contabas aun con ese medio electrónico.

_ ¡No puedes imaginar cuanta falta me hacías!

_ ¡Esos fueron tiempos de dolor encarnecido!

Te confieso que cuando escribía en tu nombre y me los enviaba, me emocionaba recibirlos al día siguiente, te imaginaba extrañándome, pensándome y diciéndome:

_ ¡Te amo mamá!

Este ejercicio psicológico, me servía de terapia, pues me colgaba de la más ínfima esperanza y me ilusionaba recibirlos. Y es que para ese entonces encontré este paliativo que me servía para imaginarte cerca.

_ ¡Que impotencia de no poderte decir todo lo que mi corazón sentía!

_ ¡Cuánto hubiese dado por siquiera tener una conversación a solas contigo!

Sin embargo, he almacenado muchas piezas de este rompecabezas, cartas y correos entre mis archivos que conservo celosamente, ya que los compartí con un sacerdote y algunos otros con madres del colegio.

Comparto algunos de los correos de las madres del colegio en el año 2005. (Por respeto y confidencialidad me abstengo de colocar sus nombres)


Hola:

Disculpa que no te haya avisado lo de los villancicos, fíjate que tengo miedo de que en algún evento se junten su padre y tú y te haga una grosería, me da pánico eso de hecho lo platicamos las amigas en la tiendita misionera y una dijo que ni se atreviera a hacerlo delante de nosotras porque lo hacíamos pomada, porque lo que hizo no está bien además de que soy mujer y madre ante todo por lo que perfectamente comprendo lo que pasas.


Hola:

Espero estés bien.

Quiero decirte que entiendo perfectamente como madre lo que sufres al no tener a tu hijo contigo y se por boca de otras mamás de la escuela que el niño te tiene miedo y eso no tiene nombre, la maldad más grande que hay es hacerle daño a un niño hablándole mal de papá o mamá, tu confía en la justicia de arriba, que todo eso se paga tarde o temprano. La vida nos pasa su factura y hay que pagar, no te preocupes el cielo y el infierno están aquí mismo.

¡ten fe no la pierdas!

Y lo que necesites si está en mis manos ayudarte lo voy a hacer, pero te pido discreción por ambas partes, para bien de todos por favor, el martes hay tiendita misionera voy a preguntar a la delegada de salón me llevo mucho con ella si le dieron papelito a tu hijo para llevar algo, seguro se lo ha de haber dado a su papá, si quieres llama a la casa para que te de algún otro dato.

Hijo:

Aunque hoy ya seas adulto, me gustaría compartirte a manera de recopilación, algunos de los correos que conservo de aquellos primeros años de separación, así como fueron, sencillos, pero llenos de amor, porque quizás te puedan servir algún día para corroborar el gran esfuerzo por buscarte, mientras me impedían cualquier acercamiento.

Mayo de 2005.

Primer día de las madres sin ti:

*Hola mi amor:

Quiero que sepas que, aunque ayer no te vi, me siento bien porque sé que me pensaste en mí y te imagine mirándome y sabiéndome consentida por ti. Para mí fue recordar cada momento compartido y sabes tengo mucha paz en mi corazón, porque siempre te consentí, te di amor y ternura.

Solo quiero decirte una vez más que te amo y aunque no te pueda ver vives mi corazón.

Con amor, Mamá.

*"Hola Amor mío:

Quiero que sepas que desde hace algún tiempo me desahogo de esta forma escribiéndome. Ya que deseo que sepas alguna vez que, aunque no estemos juntos y nos pasemos días, meses y años separados, te amo y extraño mucho.

Eres y siempre serpas mi bebé adorado, mi muñequito y mi príncipe azul.

Te ama, Mamá.

16/09/2005 04:48 p. m.

*¡Hijo, buenos días mi corazón adorado!

¡Consentido siempre!

¡Te mando muchos besos mi amor!

17/07/2005 09:13 p.m.


*Hijo:

¡Ante de acostarme quise escribirte una vez más para decirte, que te amo, te extraño tanto!

Anoche soñé contigo, conservabas una foto mía.

Me encantaría escucharte decirme Mamá.

Te quiero por siempre, ten una buena noche y ojalá sueñes conmigo diciéndote cuanta falta me haces.

¡Dios te bendiga!

Mamá.

08/06/2010


*Hijo:

¡Me da gusto que estés muy ocupado en estos días y te diviertas mucho!

Dios te bendiga y llene del amor que te mando con el corazón a través de mi alma.

¡Te amo!

 Mami.   5/08/2010.


*Hijo:

Una Madre es insustituible cuando es una buena persona y máxime si jamás te hizo daño. Tú sabes que todo lo que ha pasado fue involuntario y me duele que seas hasta la fecha víctima de esta cruel separación.

Pero Dios todo lo ve y mis actos hablarán por mí. Tengo la consciencia tranquila de saber que jamás te fallé.

Tengo la certeza de que en tu corazón estoy.

Pdta.

Nuestro tiempo no es igual que al de Dios, solo él sabe cuándo dispondrá ese día del reencuentro.

Te amo y así será por siempre.

¡Bendiciones hijo mío!

Mamá. 30/07/2010.

*Hola Hijo:

Hoy fue un día triste, lloré porque esta fecha será sin duda la que marcará el destino entre nosotros después de seis largos años.

Entiendo que cuando hablaste no fue por ti, sino por otra persona y que tuviste que repetir mentiras que jamás viviste, tú sabes que siempre te quise, cuidé y amé desde antes que nacieras, en tu corazón está la verdad. El tiempo y la historia hablará por mis hechos. Estoy en paz con mi consciencia. Jamás viviste algún acto de violencia de mi parte, por el contrario, siempre fuiste consentido y adorado.

¡Tú lo sabes!

Te amaré hasta el día que muera y hasta entonces lamentaré el daño tan grande que te han hecho, no tienes culpa de nada. Eres víctima por desgracia.

¡Dios te bendiga!

Mamá   05/07/2010


*Hola mi niño bello:

Por un accidente menor tuve que ir a la Clínica.

Al llegar al Hospital me percaté de cuantos niños y jóvenes llegan por lo general con sus madres y pensé una vez más en cuanta falta te debo haber hecho en todos estos años. Cuanto lamento lo que has padecido teniendo algún malestar sin tenerme a tu lado.

Enterarme que tuviste una caída que requirió que te enyesaran una pierna hace un tiempo y no poder siquiera verte, visitarte o saber cómo ibas durante la recuperación me dolió mucho, porque hubiese corrido a verte. En fin, no puedo dejar de pensarte en todos y cada uno de los tantos momentos en mi vida que me tocan estar sin ti.

Te ama, Mamá.

15/07/2010.

*Hijo:

Mi niño hermoso de 15 años:

Pasé a verte a tu casa a las 10.15 am, tal vez oíste el timbre, pero no me abrieron.

Anoche te dejé una postal de felicitación en el buzón de tu casa.

Mamá.  20/07/2010

*Hijo:

Te mando esta foto que le envié a tu abuelo paterno para que veas como te pareces a él. Espero que lo puedas apreciar, no cabe duda del poder de los genes es maravilloso y por lo tanto también te pareces a mí.

Estoy muy orgullosa de ti.

¡Te amo!

Mamá.  20/04/2010.


Hijo:

Hoy es un día especial más sin ti, pero bueno me estoy acostumbrando, incluso a la certeza de pensar que volveremos a estar juntos, de la manera que Dios disponga y cuándo él te haga entender, que siempre serás mi hijo y parte de mi corazón.

Hace rato no te veo ni de lejos, imagino que en estas vacaciones habrás hecho cosas divertidas, ojalá que en algún momentico hayas pensado en nosotros. Pondré videos de cuándo eras chiquitico, porque quiero verte feliz y recordar cuando me decías que me amabas.

_ ¡Te amo mi niño bello, por y para siempre!
_ ¡No claudico en la esperanza de saber que algún día nos abrazaremos para siempre!

Mamá.  28/07/2010.


*Hijo hermoso:

Por aquí diciéndote una vez más cuanto te quiero.

¡Vives en mi cada día y te amo!

Te mando muchos besos y mis bendiciones.

TE AMO, Y AUNQUE NO TE PUEDO VER, ME HACES MUCHA FALTA, ALGÚN DÍA TE LO DIRÉ PERSONALMENTE.


17/07/2005 09:13 p.m.


*Hola hijo:

¿Sabes? Tu abuelo materno me pidió que si alguna vez hablo contigo te dijera que te quiere, recuerda, y que le encantaría antes de partir de este mundo poder saludarte, aunque fuera un momento por teléfono.

Ojalá se pudiese alguna vez complacerle.

Te ama, Mamá

28/10/2010


Hijo:

Fueron tiempos de terror cuando los recuerdo, verdaderamente mis sentidos tuvieron que aceptar y readaptarse a una nueva dinámica de vida, en donde te veía a la distancia huyendo de mí. Ha sido triste mirarte evitativo y con miedo de mi presencia cuando antes de todo esto me buscabas y procurabas sin temor.

Deberás saber que por mucho tiempo cuando eras un niño y no tenía manera de verte o hablar contigo, en mi desesperación le escribí algunas veces a tu padre para intentar llegar a ti, con la esperanza de que, si se pudiese blandir el corazón, pero fueron sin éxitos.

_ Correo a tu padre:

_Por favor dile a nuestro hijo que está precioso y que es el niño más bello del mundo, anoche soñé que se lo decía y fue hermoso, porque sé que así él lo siente, aunque le digas lo contrario.

Nadie llenará el espacio que le quitaste, porque una madre siempre hace falta y en cada mujer que ve estoy, por el simple hecho de existir.

¡QUE DIOS LO BENDIGA SIEMPRE!

(Respuestas del padre)

MI HIJO NO TIENE CORREO ASI QUE SIGUE TU RUMBO.

24 feb 2005 23:44

(Madre) Envío de tarjeta virtual:

(Padre) Respuesta:

ESTE CORREO ES MIO Y NO DE MI HIJO.

Para esta madre, estas cartas, correos y formas de desahogo me recuerdan que siempre ha permanecido pendiente de su hijo, no puedo abstraerme a pensar que le quitaron la posibilidad de tener una relación natural con su niño.

Como olvidar aquella navidad a unos pocos años de vivir separados, cuando a esta madre se le ocurrió dejarle una tarjeta de felicitación a su hijo en el buzón de su casa, con la intención de poderle hacer saber que, aunque no se vieran lo tenía presente.

Por mala suerte para ella al pasar por la esquina de su casa se cruzó con el padre. Dos horas después se percató que este hombre se la regresó rota y colocó en el panorámico de su auto. Era evidente que su intención era hacerle sufrir y justamente en esa fecha con mayor intención.

_ ¡Qué falta de sensibilidad!

_ ¡Qué crueldad!

_ ¡Cuánta insolencia!

En su apreciación como madre, considera que su hijo ha tenido que acatar órdenes y tomar partido desde la infancia por las decisiones de su padre, comprendiendo desde muy pequeño que en él la tristeza convenientemente, no debe ser expuestas con libertad, y poco a poco y de alguna manera las circunstancias le orillaron a aceptar la resignación.

Considera que él ha optado por aparentar que no le importa su madre, porque aprendió a ocultar su verdadero sentimiento y se abstrae de todo lo que tenga que ver con la necesidad de la figura que le marcó en su vida, para evitar confrontaciones, conversaciones y prohibiciones incomodas.

_ "Los niños alienados en contra de sus progenitores, sufren en silencio"

¿Cuáles son los mecanismos de coacción que ejerce un padre contra su propio hijo?

Ahora con todo el conocimiento que se tiene acerca de las características de la violencia vicaria, se detecta que, aunque no son casos iguales las madres y sus hijos tienen en común un mismo patrón y este visiblemente se encuentra en la conducta del padre, ya que va dirigido con la intención de erradicar cualquier mínima pizca de reconocimiento positivo o curiosidad hacia la figura materna.

4_Secretos de familia.


En la confianza y desde la experiencia que me confiere la madre en cuestión, las faltas de respeto y abusos hacia ella y su hijo ocurrieron desde mucho antes de la separación, pero se consolidó posterior a la sustracción del menor, con una intención sórdida e indiscriminada que se fue intensificando.


Y es que, en su familia, no salvaguardaron los intereses del menor que en ese momento tenía ocho años y medio, sino que promovieron el trabajo arduo de desapego, solaparon mentiras y conspiraron en contra de la verdad.


Aunque sea inadmisible, el engranaje de mentiras y corruptelas que su padre efectuó rindió frutos, porque cuando llegó la sentencia definitiva del juicio civil por la custodia del menor, le otorgaron al hijo y en ese momento a este le quedó la certeza de que su madre ya no estaría con él indefinidamente.


Y es que el denominado "Secreto de familia" resulta ser un silogismo que, si bien subyace en el seno de ella y en el terreno social, pretende sepultar la verdad en contra de su naturaleza, intentando limpiar el terreno sin percatarse que este tiene raíces muy profundas, que con el sol en algún momento saldrán en busca de luz.

- ¿Por qué estas denominadas "familias bien" callan situaciones que desde siempre supieron que estaban mal?

En todo grupo social resulta inevitable discrepar en discusiones, conflictos, toma de decisiones o problemas domésticos de carácter importante, así como dentro de un núcleo familiar. Sin embargo, desde una mirada cultural, cuando los valores y principios son saboteados por el rigor matriarcal o patriarcal, pierde credibilidad cuando se tornan tendenciosos.

Cuando el modelo que se impone es autoritario en dicha familia, se puede generar miedo con respecto a las repercusiones de comportamientos diferentes. Es por ello por lo que los integrantes callan u omiten la aceptación de temas inapropiados, conductas desadaptativas, chantajes y corrupciones, antes que reconocer o externar una opinión distinta que la que permiten las figuras parentales.

En México, Latinoamérica como en otros hemisferios marcados por una probable idiosincrasia cultural es probablemente predominante en el género masculino por lo que se le denomina coloquialmente "Machistas" con una población que enaltece al hombre sobre la mujer.

En este sentido callar un secreto u omitirlo, puede parecer sensible para los implicados dentro del núcleo familiar. Por lo que prefieren mantenerlo guardado, o culpar a otros, antes que aceptar la responsabilidad de la verdad.

Para este modelo de familia es imposible desenmascarar a personajes de renombre que son casi venerados en su núcleo. Lo comentan entre paredes por temor a ser rechazados y a que surjan adjetivos descalificativos por la sociedad encubriendo hechos reprobables que disfrazan con la doble moral.

Desde un punto sociológico, esta dinámica desde la perspectiva de la madre ha sido la forma en la que culturalmente se movilizan muchas familias de clase media en el que se desenvuelven, con respecto al entorno social.

Es decir que en el seno de la familia alguien puede delinquir y no será evidenciado, incluso es factible que ocurran otro tipo de hechos graves, que, ante el miedo de ser juzgados socialmente, optan por esconderlos y enterrarlos como verdades a medias o secretos vivos.

Es por ello por lo que de este sistema se desprende la posibilidad de que un hijo varón, dentro de un modelo patriarcal, herede categóricamente el peso de la responsabilidad que debe asumir al convertirse en adulto, pudiendo ser el único capaz de preservar el apellido.

Tiene la obligación familiar de hacerse hombre en una época de discriminación, clasismo y homofobia, bajo un modelo cultural totalitario y potencialmente machista. Por lo que su vida deberá transcurrir en una continua demostración de virilidad.

Prefieren enarbolar falsamente la bandera de personas intachables ante la sociedad, que descubrir, admitir y remover la manzana podrida. Asumir el error del que están contaminando a los más vulnerables por generaciones no es prioridad.

Cuando los padres y cuidadores cometen maltratos verbales, o simbólicos con la infancia, estos repercuten posteriormente en la vida adulta, pudiéndoles causar daños psicológicos importantes al niño, al sentirse humillado o menospreciado mediante castigos severos.

Son muchas las formas de violencias que cometen los padres hacia los menores, pero ejemplificando algunas pueden ser:

_ Golpes, penitencias físicas, ser amarrarados con horas de aislamiento, con la intención de educar, y todas confluyen en la aplicación de una disciplina excesiva, que favorece la probabilidad de que estos niños violentados puedan convertirse en la adultez en abusadores o copartícipes de actos sin escrúpulos.

Como sabemos no se puede correr sin antes caminar y no llegamos a ser jóvenes y adultos, si no se atraviesa la infancia. Por ello la relevancia de atender con interés y atención las causas y necesidades de esta etapa de transición y sus diferentes estadios, para fomentar la prevención.

"Mientras los adultos actúan, hay niños observando y aprendiendo del ejemplo"

5_ Características y rasgos de personalidad del padre.

(Según la perspectiva de la madre)

Según esta mujer, el padre de su hijo tiene características egocéntricas con un grado importante de misoginia influenciadas por el machismo cultural imitado por ser aprendido en la infancia. Tiene en sus conductas tintes marcados del trastorno de la personalidad antisocial.

A partir de este tipo de actitudes y de irrespeto por la madre de su hijo, puede considerarse que su falta de empatía y remordimientos al herir y maltratar a las personas obedece a una patología manifiesta, al hacer alarde de su posición dominante para someter, coaccionar o intimidar a los demás.

Cabe aclarar que para ella es tan importante la figura paterna, como la materna ya que le parece fundamental la relevancia que ocupan en el equilibrio emocional de los hijos la interacción y convivencia que postulan ambas figuras parentales para su desarrollo psicoafectivo.

Admite que desde el inicio de su relación se percató de algunos episodios que llamaron su atención con respecto a este individuo que posteriormente se convirtiera en el padre de su hijo. Ciertas irregularidades de conductas le producían una sospecha de alteración, pero no reparaba en ellos por miedo y los dejaba pasar.

Se conducía con una caballerosidad exagerada, atento, servicial y con detalles que sobredimensionaba el perfeccionismo. En muchas de las veces cuando perdía el control y se quitaba la máscara, respondía con actitudes desafiantes, que dejaba ver su personalidad impulsiva, temperamental y dominante.

El primer hecho que a ella le pareció atípico fue cuando decidió privarle de la libertad, argumentando que la cuidaba. No solamente le impedía actuar por sí sola y tomar decisiones, sino que solía interrogarla, porque invadía su intimidad al escuchar las llamadas porque las grababa.

En su matrimonio primó el maltrato psicológico y hasta la actualidad con respecto a su hijo, se conduce con una actitud exacerbada y sobreprotectora, que carece de respeto por su mayoría de edad.

Detrás de la imagen amable con la que suele presentarse con desconocidos, se esconde una figura con rasgos patológicos. Con ella su actitud al alejarla de la familia y amigos, le permitía mostrar su manipulación con violencia física y verbal continuamente.

Cabe mencionar que las personas con trastorno de la personalidad paranoide tienden a desconfiar de las personas a su alrededor y las cree malintencionadas por lo que se comportan iracundos, resentidos y reaccionan rápidamente en su defensa o a contratacan con enfado. Por otra parte, sospechan continuamente de la fidelidad de su cónyuge o pareja y necesitan estar cerciorándose de sus dudas y esto está documentado en artículos psicológicos.

Es por ello por lo que cuando la familia no observa estas características de la personalidad y por el contrario actúa en consecuencia, le permite la posibilidad de dañar sin resquemor a su pareja y a quienes le representa una amenaza. De esta forma por desconfianza, ejecutan la hipervigilancia.

Las personas que presentan estas características tipificadas en el DSM V carecen de remordimiento y, por ende, no se priva de cometer daño alguno. Ya que su falta de seguridad y empatía las vuelca a vengarse y atacar a todo aquel que le represente inseguridad, porque viven con rencor, y si se sienten amenazados, suelen ser hostiles.

Para ella, le significó todo un reto la vida en pareja con este sujeto. Aprendió que, para llevar la fiesta en paz con la persona que tenga este padecimiento, no se le debe contradecir, y necesitan continuamente ser halagados y hacerles sentir continuamente que son el centro de atención.

Desde su experiencia describe al padre de su hijo como una persona astuta, que utiliza sus encantos maquiavélicos para atraer a sus víctimas. Posteriormente se encarga de articular una lectura distinta de la real, puesto que generalmente es muy inseguro y siempre cree ver intenciones malévolas en su entorno, por lo que responde en su defensa de forma rápida con amenazas y actitudes intimidatorias.

Fueron varias las ocasiones previas que originaron rupturas en su relación, por escenas de control e intimidaciones. Sin embargo, después de un tiempo con actos peliculescos y falsas demostraciones de vergüenza lograba restablecer la misma, aparentando por un tiempo cambios en su proceder.

Cuando se sentía amenazado con la posibilidad de concluir la relación antes de que naciera su hijo, solía admitir el error de forma exacerbada, hasta un grado máximo de verdadero arrepentimiento, se cercioraba de haberlo conseguido, para luego pedir perdón y actuar cada vez con mayor grado de hostilidad. Se convirtió en un ciclo donde ejecutaba el abuso, pedía disculpas y lo repetía duplicado.

Buscaba hacerla sentir en constante vigilancia, les pagaba a algunas personas para seguirla, llegó a colocar rastreadores tecnológicos en su auto, para ubicarla en la computadora y frecuentemente montaba escenas de celos e inseguridad, con actitudes de control.

Uno de los hermanos de la madre intentó vivir en la ciudad proveniente de Europa, pero desistió después de tres meses, porque no soportaba verla lidiar de forma cotidiana con semejante presión ante el machismo y grado de subordinación inaudito que ejercía el cuñado.

Después de los fuertes agravios que ocurrieron en el seno familiar, y que esta madre decidiera poner punto final a la relación, tomó la firme decisión de hacerle ver al padre de su hijo que en la misma ya no había futuro, intentando explicarle de la manera más sutil que podía, insistió por su hijo en quedar en buenos términos.

Sin embargo, este al verle con determinación arremetió con ira para provocarle el mayor daño que pudiese, vengándose con lo que más le dolía, sustrayéndole al hijo y buscando a toda costa despojarle de todas sus pertenencias, sacando sus peores resentimientos para lastimarle, hasta saciarse.

Toda vez que el padre contrademandó las denuncias de violencias con la del divorcio, jamás hizo caso del acuerdo convenido por medio de las medidas precautorias y cláusulas del divorcio relativo a las visitas a su hijo. Ya que hizo caso omiso, obstaculizando e impidiendo la relación necesaria con ambos padres en todo el juicio.

Muchas fueron las veces en las que esta madre volvía desesperada a hablar con el Juez para que se respetaran sus derechos, pero estando en un país que mundialmente era conocido por la corrupción, era como hablar al viento. Regresaba a casa cada vez, como mariposa con las alas rotas.

Hay que admitir que la persona con quien tuvo a su hijo se convirtió en un ser lleno de maldad, ya que le hizo reconocer que un hombre resentido puede sacar sus peores demonios y que había estado casada con un "Monstruo de mil cabezas"

Era inaudito que este individuo se dedicara cada día a tramar una campaña de ataques sin piedad en contra suya y le desconocía al verle con semejante desdén dañándola a través de su hijo, poniendo en práctica el peor instinto animal, con todo el poder destructivo que genera la ira desde el más hondo rencor.

Como si fuese poca cosa presionarla con quitarle al hijo sin una orden judicial, simplemente la dejó en la calle después de once años de relación. Como el ser más insensible y egoísta se condujo en contra de ella utilizando al menor, con un acto de desprecio letal.

Para esta madre fue un hecho repugnante e injusto que asumiera la custodia en venganza, por medio de recursos económicos y manipulación de las autoridades. Fue desleal que estas se prestaran y le favorecieran sin pensar en las necesidades reales de su hijo.

Aunque este hombre también deseaba retirarle la patria potestad, y así lo refirió en su demanda, esta no procedió por no encontrarse en contra de ella motivo negativo alguno que la privara del derecho compartido.

Era innegable que la alienación que construía en su hijo en contra de ella era constante, porque alimentaba el recelo infundado en contra del menor. Este hecho fue un foco rojo de atención, que constituyó la evidente violencia y abuso hacia los derechos y garantías del menor.

Es necesario en este punto recordar que, durante el proceso de divorcio, al padre de su hijo le dejaron la custodia provisional, a pesar de que estaba siendo procesado por otros delitos. Por lo que, si se revisa el expediente, claramente se infiere una de las más burdas arbitrariedades que cometió la ley a ultranza.

El rencor aviva el resentimiento y genera violencia. Por lo que este padre de familia actuaba en contra de la madre incisivamente, a toda luz, aprovechándose de su vulnerabilidad y movilizándose con el apoyo de muchas personas a perpetrar sus acciones de poder.

Desenmascarando este hecho, se desea destacar lo que han tenido que soportar las madres víctimas de abuso y presión para quitarle a sus hijos, bajo el poder intimidatorio de las influencias, corrupciones, humillaciones y crueldades de funcionarios públicos, que sin escrúpulos se han prestado a colaborar con padres desalmados que en venganza violentan a las mujeres.

Desde antes de la disolución de su matrimonio, cuando se originaban discusiones en la casa, este padre promulgaba que el hijo era suyo, como si de una propiedad exclusiva se tratara, cosificando al hijo de ambos y anulándola como madre.

Se volvió su chantaje preferido, amenazarla constantemente con el hecho de privarla de tener a su hijo menor. Por lo que el niño fue creciendo, sabiendo que su padre cuando se enojaba con la madre, se lo llevaría a su oficina para alejarlo de ella, en un ejercicio cíclico de castigo hacia ella y de utilizar al menor como recurso de presión sentimental.

Por ello esta madre, para aquella época, aunque quería poner un alto a la relación, la retomaba por miedo a que se cumpliera la amenaza que con hechos intimidatorios que sobrecogen a cualquier ser humano que se preste de serlo, la mantenía en estado de alerta permanente al insinuarle que le privaría del contacto con el menor.

Finalmente, no estaba errada, la amenaza se cumplió y este señor se salió con la suya. Después de cuatro años de pleitos legales, de intensos altercados, persecuciones, trampas, injusticias, actos de burlas y de prepotencia, llegó la sentencia definitiva en donde a pesar de contar con antecedentes penales, le dejaron la custodia.

En muchas ocasiones manifestaba el padre, que le hubiese gustado ser quien gestara en su vientre al hijo. Siempre hacía alarde de su capacidad de padre para serle suficiente a nuestro hijo. Fue un tema recurrente que refería entre líneas a través de frases intimidatorias que repetía en el ambiente doméstico.

- Es mi hijo porque así lo digo y punto.
- El miedo es respeto.
- Siempre hay unos ojos que te ven.

No brindar una explicación con argumentos sustentables resultan ser confusos e inobjetables. Hacer alarde de una fehaciente falta de respeto para cualquier ser pensante, resulta patético, pero tener que dar miedo para ser respetado es sobajar a un ser humano a la mínima expresión. El miedo nos inmoviliza físicamente muchas veces, pero no a la razón.

"El respeto se gana y la arrogancia cansa"

Vivir con una persona con rasgos sociópatas o trastorno disocial de la personalidad para quien convive con ellos, se vuelve un trabajo arduo de todos los días que implica una paciencia descomunal.

Como pareja tener que esquivar reacciones que dependían del cúmulo sorpresivo de circunstancias, que suelen mostrar en el cotidiano afecto lábiles en los que predominan la hostilidad, obstinación, la suspicacia y el sarcasmo no eran fáciles de tolerar.

Fui testigo de esta mujer cuando comenzó a padecer ataques de pánico persistentes y me consta que en varias ocasiones tuvo que acudir al médico por faltas de oxigeno que le llevaban a hormigueos y malestar generalizado.

También cuando tuvo oportunidad asistió al mismo especialista con el que iba la familia a terapia psicológica, porque el estrés y la vigilia eran constante y las actitudes invasivas de abuso hacia su persona, la mantenía con una ansiedad latente.

6__Enfoque Psicológico del Hijo

(Desde la perspectiva de la Madre)

Ningún niño en el proceso de divorcio contencioso ante los padres tendría que someterse a la postura tan incomoda al que se les instiga, cuando tienen que decidir con quien quedarse. Sobre todo, bajo un juicio manipulado con argumentos falsos. Resulta una situación aberrante en mi criterio y muy contradictoria para el menor tomar decisiones bajo presión.

Desde un enfoque psicológico en el infante se elucubran cualquier cantidad de pensamientos, que de forma distorsionada pueden afectar negativamente en su desarrollo psicoemocional, al concebir ideas erróneas y sentirse invadidos en sus sentimientos.

Es comprensible conocer que los menores no cuentan con las capacidades intelectuales necesarias para procesar como un adulto la información que reciben, pero se vuelve más complicado, cuando se encuentra en medio de circunstancias de incompatibilidades de caracteres entre sus padres.

Un hijo que está siendo utilizado por el padre para presionar emocionalmente a la madre sin la madurez necesaria, tiene que mostrar desagravio en contra de ella, porque responde y acata las órdenes de la figura paterna a cabalidad para complacerle.

Es la figura del progenitor quien se aprovecha de este tiempo del menor que se encuentra vulnerable para victimizarse y descargar en contra suya, una artillería pesada de resentimientos y fortalecer su venganza en contra de la madre.

Es de vital relevancia conocer que los niños entre los 6 y 8 años comienzan la denominada niñez mediana, porque aun siendo infantes, buscan independizarse y comprender con mayor autoconocimiento el lugar que ocupan dentro de su núcleo familiar y social.

De tal forma que son muchas las respuestas a esta pregunta de investigación acerca de la importancia que ellos como niños le confieren a la familia, el contexto histórico y sociológico en el que se encuentran considerando que pueden ser únicos o compartir con varios hijos.

- ¿Qué es una familia?

  Según la RAE. El significado de Familia:

1_Grupo de personas emparentadas entre sí que viven juntas.

2_Conjunto de ascendientes, descendientes, colaterales y afines de un linaje.

3_Hijos o descendencia.

4_Conjunto de personas que tienen alguna condición, opinión o tendencia en común.

5_Conjunto de sujetos que presentan características comunes.

(Tomado de la red)

Resulta un acto de irrespeto humano que una persona decida manipular a un menor de edad en contra de su voluntad, con el objetivo primordial de utilizarlo como moneda de cambio o rehén, en venganza en contra de la madre y posteriormente privarlo de ella. El daño primordial se le hace al menor.

- ¿Qué derecho tiene el padre para privar al hijo, del amor y atención de la madre?

Es inminente concientizar socialmente acerca de las necesidades y afectaciones que viven los niños a temprana edad, para investigar las causas de las conductas anormales que predominan en la población infantil, cuando atraviesan por el divorcio de sus padres en un contexto familiar vulnerable.

No necesariamente desde mi apreciación los divorcios son menos dolorosos en las familias con mejor estatus económicos. Son factores circunstanciales los que llevan a los niños a desestabilizarse emocionalmente porque se utilizan en la pareja para cometer chantajes.

Cualquier niño puede convertirse en víctima de alienación cuando el padre comete violencia vicaria contra la madre. Tratar a la infancia sin respeto, favorece que proliferen adultos llenos de resentimientos.

Los hijos alienados pueden crecer con sentimientos ambiguos entre lo que verdaderamente les identifica y conceptualizan acerca de sus progenitores y lo que deben hacer para defenderse de la presión de la que son víctimas.

"Los hijos alienados aprender a mentir para sobrevivir, porque no tienen opción"

Por lo que esta madre desea hacerle saber a su hijo, lo que en su momento no pudo decirle y lo que merece conocer:

Hijo:

Como madre siendo adulta asumo la responsabilidad de saber que cuando acontecieron los hechos, era inexperta en muchas situaciones de la vida, por lo que creía que las circunstancias en el matrimonio y el respeto en el mismo, se daría por antonomasia.

Nuestra vida en familia no pudo continuar, porque tus progenitores no lograron compenetrarse como pareja. Sin embargo, debes entender que el hecho de que te alejaran de mí nunca debió suceder y las consecuencias de nuestras decisiones como pareja, no debieron lastimarte como ocurrió.

Las circunstancias se entretejieron con acciones turbias, la relación perdió dirección y la brújula de mi vida me sacó de esa coordenada que me impedía ver el horizonte. Los sucesos reprobables lo son aquí y en cualquier punto del planeta.

Las personas que no entienden nuestra separación no estaban ahí, no vivieron con nosotros. Mi consciencia está limpia porque hice todo lo que pude por protegerte y lamentablemente las olas eran demasiado grandes, no podía luchar contra corriente.

Duele mucho cuando sabes que un hijo reniega de ti sin fundamentos genuinos. Han sucedido tantas situaciones con este patrón reiterativo de tu parte, que, aunque me duela el corazón tengo que responder:

_ Discúlpalo por favor, él todavía no responde a su criterio y desafortunadamente le han distorsionado la verdad.

En su momento tuve oportunidad de hablar con tu abuelo paterno una tarde después de haber estallado la bomba de tiempo, me dio la razón y lo agradeceré siempre, porque reconoció tener un hijo con problemas mentales enfrente de tu abuela y se sintió defraudado de su proceder.

Ese día fue significativo porque posteriormente llegó una de tus tías sobresaltada con la angustia y decepción que vio en tu abuelo, se enteró de los sucesos y también reconoció que lo que había pasado era grave y prometió ayudarnos.

Es interesante reconocer como la abuela paterna sabiendo todo lo ocurrido en el seno familiar, no impidió que su hijo no dejara ver a su nieto con su madre. Tanto ella como su hija mayor lo protegieron sin priorizar las necesidades del menor.

Si bien el hijo solamente vivió unos meses en casa de sus abuelos y su padre se encargaba de evitar siquiera que se cruzaran en la Ciudad, por un tiempo considerable no lo hallaba. Ninguno de ellos buscó la manera de que se pudiesen encontrar y tampoco les preocupaba este niño.

Sin embargo, en un consenso privado y conveniente llegaron al acuerdo que desconocen los demás. Cederle el negocio a cambio del silencio y ofrecerle apoyo incondicional para que no volvieras conmigo. Esa es la verdad y tenía que ser dicha alguna vez y se dijo.

Estar ajeno, fingir desinterés por las causas que realmente afectan a una familia, son las formas más fáciles de evitar la responsabilidad y confrontación, pero no se acerca a la balanza de la justicia ni por casualidad.

Para ello en mi opinión de madre, hacer lo necesario para decir lo correcto, es tomar consciencia en honor a la verdad, porque es la única que nos hace libres. Nadie tiene el derecho de abusar de otro y mucho menos vulnerar la confianza otorgada a nivel familiar.

"El respeto es fundamental en el seno del hogar"

En ocasiones me resulta contrastante verte comprometido con la lucha de mujeres que hoy día viven violencias por parte de sus parejas, verte como te pronuncias visiblemente conmovido, me llena de orgullo. Te veo cuando compartes y ayudas a visibilizar este tipo de violencia de género y sin embargo tienes que optar por la incongruencia de renunciar a la mujer que te dio la vida y que es tu madre.

Es por ello por lo que haciendo un ejercicio de introspección y con la madurez que se alcanza con los años, puedo aseverar que en ocasiones deberíamos salir a cazar verdades y estás en todo tu derecho.

"El deber es un pendiente que intranquiliza a la mente, cuando la deuda inquieta"

Quizás ahora te parezca innecesario, pero estoy segura de que alguna vez te deberá llegar la imperiosa curiosidad que se volverá con el tiempo una necesidad, para saber cómo fue este tiempo de ignominia en la vida de tu madre.

El amor para mí es un sentimiento tan libre que permite metáforas. Se siente y se otorga con una medida infinita que no admite candados. Quien se preste de decir te amo, no debería tenerte cautivo, porque el amor estando preso nos resta oxígeno.

Es necesario y natural conservar la esencia del ser. Vivir sin ataduras alimenta nuestra salud mental. Es por ello por lo que a nuestras mascotas le premiamos llevándolas al parque y a las ovejas les dejamos libre el camino en su pastoreo.

"Al amor infinito, no le quedan los candados"

Ningún hijo debería ser condenado a rendir pleitesía y permanecer a la sombra de un padre en pago por haber crecido con él y mucho menos ser subordinado a una perpetua deuda emocional. Nuestra responsabilidad está en crecerlos, darle herramientas para que algún día puedan volar con sus propias alas.

Pensando en ese futuro incierto de nuestras vidas, inevitablemente me veo ahí cerca de ti, e inequívocamente respondiendo al cuestionamiento de quien fui y lo que signifiqué en tu vida.

Trabajo en mi legado como persona y procuro dejar huellas indelebles. Ser madre o padre, no es lo mismo que ser un buen padre o una buena madre, entre ser y cómo ser, hay una gran diferencia.

Has crecido lejos de mí, pero te conozco mucho. No en balde te cargué por nueve meses en mi vientre y otros casi nueve años vivimos juntos. Pero lo más importante es que llevas también mi ADN y contra eso no hay nada ni nadie que se interponga.

Siguiendo tu recorrido por la vida, en la quietud de la discreción, me he percatado de similitudes en nuestras formas de ser. Me asombra, y conmueve verte disfrutar la cultura de mis raíces y esa vena del caribe que te llama, aunque en apariencia me rechaces.

Por lo que cuando supe que caminaste las calles que de niña recorrí, te imaginé disfrutando de los inconfundibles olores a café, tabaco y ron. Me emociona sobremanera pensar que estuve tan cerca de ti, aunque no me pudieses ver.

Las palabras pueden decir mucho de quien las emite y sobre todo con la intención que se persigue. En tu infancia las múltiples conversaciones que existían en tu entorno dirigidas hacia mi persona eran para dañar, herir y obligarte a creer que no deseabas vivir conmigo.

_ Pero yo sé que, en esa época, no era la verdad que creía tu corazón.

Eras un niño, cuando te quedaste sin tu madre injustamente y hay quienes aún insisten en seguir dañándote. Me resulta increíblemente sospechoso que, a pesar de la ausencia, se hayan quedado en la frívola indiferencia familiar. Cometieron en contra de nosotros un cruel y vil atropello.

_ ¡No se vale!

_ ¡Me dueles!

Debes saber que jamás recibí notificación legal, o prohibición alguna para acercarme a ti y tampoco me declararon inepta como persona, mujer y madre para tenerte conmigo. Tampoco desestimaron mis capacidades para visitarte, simplemente me fueron negadas por tu padre.

Cuando la familia se presta a facilitar la lejanía de un niño con respecto del otro progenitor y cooperan en este acto, no solamente comete abuso infantil el padre en cuestión, sino todo el que alienta o solapa este acto de injusticia., al privarle de forma insensible de la oportunidad de relacionarse.

En aquellos tiempos si no hubiese estado segura de que me tomarías de la mano para salir del juzgado, no habría intentado tantas veces recuperarte. Luché por amor, porque como madre pensaba que era lo justo que estuviese conmigo, pero no lo pude conseguir.

La tristeza me invadía y la culpa de no haber conseguido recuperarte, fue uno de los más incipientes sentimientos que tuve en el principio, y reconozco que en esa tapa de mi vida después de los sucesos me debilité con respecto a la fe.

Tiempo después logre reconocer que solamente la esperanza en Dios me mantenía firme. Y aunque la familia estuvo lejos, pude contar con la amistad de muchas personas que se solidarizaron con mis circunstancias.

Al culminar los juicios con todo y los bemoles que nos trajo, tengo la satisfacción de haber conseguido llegar hasta el final, a pesar de lo tardado de la ley, las extorsiones que se cometieron, la burocracia y las voces de ajenos y cercanos que me pidieron muchas veces que dejara los juicios, porque de todas formas no te entregarían conmigo.

Hoy puedo contarlo, pero durante mucho tiempo temí por mi vida, la violencia psicológica fue una de las agravantes más fuertes que tuve que soportar dentro y fuera del matrimonio. Me enfrenté a situaciones de terror, incluso en dos ocasiones descompusieron los vehículos prestados que conseguí.

No fue fácil saberme acorralada, perseguida y descubrir a algunos sujetos trabajando in fraganti en esos menesteres. Tengo pruebas de que la intención era mantenerme con miedo y hacerme todo el daño posible. Hay personas que me han reconocido lo que tenían que hacer por la presión de las que eran objeto.

Aquel pleito legal me consumía por dentro, pero apostaba por ti, luchaba llevando cada día conmigo el vacío de tu ausencia. La presión exacerbada que demandaban urgencia me consumía y emocionalmente como madre estaba herida.

No imaginas cuantas veces me quedé ilusionada pensando que se tocarían el corazón para concedernos visitas. Era un derecho que teníamos y que el juez había proveído y sin embargo no se respetaba por el contrario argumentaban que estabas indispuesto o no deseabas verme, hasta que entendí que jamás te entregarían porque evitaban nuestro encuentro.

_ ¡Qué impotencia sentía!

Cada día sentía que no despertaba de una de las peores pesadillas de mi existencia, y créeme que ha habido otras no menos salvajes. Te confieso que inevitablemente me brotan las lágrimas que he contenido por algún tiempo al recordar esos momentos que me estrujan el alma.

La honestidad es un valor que se desprende de la verdad e insisto tiene luz propia, la reconoces, brilla y casi que se puede observar. Por lo que si no hubiesen contaminado la escena, como se dice en lenguaje criminalístico, otras circunstancias nos habrían tocado vivir. Una guerra limpia dista mucho de lo ocurrido.

Alguien que no miente, y que se siente seguro de que no querrías quedarte conmigo, no estaría con miedo de que te visitara. Si yo te hubiese maltratado de alguna manera y probado, entonces no me habrían otorgado teóricamente el derecho a visitas que no hacían valer.

- ¿Por qué el miedo a que nos viéramos?
- ¿Por qué no dejarte disfrutar del amor de tu madre?
- ¿Es que acaso la probabilidad de que te quisieras quedar conmigo, les daba terror?

Pienso que aún me faltan algunos sueños por cumplir y que nuestra historia en el apartado que me corresponde permanece en un compás de espera.

_ ¡Me haces falta!

"Las mentiras son rocas que se hacen añicos, cuando la verdad se hace fuerte entre los vientos"

Porque creo firmemente en ella es que doy por cierta esta reflexión que me deja este poema. Siempre he creído que una mentira no se hace verdad por más que se repita.

## La calumnia

Puede una gota de lodo
sobre un diamante caer;
puede también de este modo
su fulgor oscurecer;

pero, aunque el diamante todo
se encuentre de fango lleno,
el valor que lo hace bueno
no perderá ni un instante,

y ha de ser siempre diamante
por más que lo manche el cieno.

Rubén Darío.

Siempre que me cuentan de ti, te definen como buena persona y se te reconoce por ser humilde y de buen corazón, cualidades que me llenan de orgullo, porque me representas. Te sueño en una foto familiar y te veo con tu mano en mi hombro y sonriente. Tu y yo en el futuro.

_ ¡Piénsalo!

_ ¡Ansío volver a conocer a mi hijo!

Cuando hemos coincidido denotas un resentimiento infundado que me debilita en el momento, pero a la vez me doy cuenta de que reaccionas así, porque justamente no te soy indiferente y respondes en defensa. Estoy convencida que detrás de esas reacciones abruptas, se esconde el mismo niño increíble lleno de amor y ternura que fuiste alguna vez.

_ ¡Por favor, no me temas!

Así que no te preocupes por esa máscara de indiferencia, te tuve en mi vientre y esa conexión jamás será invalidada. Te reconozco guerrero porque también sobrellevas la vida con resiliencia.

La familia incondicional es la que siempre a pesar de las adversidades, procura el bienestar de los suyos, por lo que, en la nuestra, aunque no hayas podido estar físicamente, jamás has dejado de pertenecer y debes saber que están ávidos de volverte a ver.

Las fechas son instantes memorizados para realzar acontecimientos o la demarcación de un tiempo en el espacio, por lo que, en un extraño entramado de la vida, me parece curioso que en mayo celebro tres días de las madres y no estás en ninguno.

_ ¡No imaginas que falta me haces!

_ ¡Quizás algún día lo celebremos juntos!

Conservo recuerdo tuyos de la infancia que pude rescatar por haberlos guardados sigilosamente como invaluables tesoros. Uno de ellos es el último teléfono que tuve contigo y que tiene en su memoria un mensaje donde te escucho decirme: "Mamá"

Me hace sonreír ver los videos de cuando eras niño, bailando, jugando, cantando, pero sobre todo relajado en la seguridad de mi atención.

Resulta increíble que puedan haber transcurrido tantos años entre nosotros y que el abismo cada vez haya cobrado mayor distancia. Pero así transcurren las horas, los días, las semanas, los meses, los años y la vida…

Aceptar y resignarse son dos acciones muy difíciles para una madre a la que le han quitado un pedazo de su corazón. Es muy triste andar por la vida con la herida abierta, a veces es insoportable, quema y cala hasta los huesos reconocerse mutilada de un hijo.

Me parece inaceptable que no puedan nombrarme en tu vida, pero mucho más inverosímil es que tengas que renegar de tu madre, para complacer el ego de otros.

Mientras escribo, bullen en mis pensamientos recuerdos que convergen en mi cerebro. No puedo evitar evocar momentos compartidos que se hacen presentes y las frases nunca habían tenido más relevancia que en esta etapa de mi vida.

"Si buscas resultados distintos no hagas siempre lo mismo"
Albert Einstein.

Me gustaría reencontrarte nuevamente en mi trayecto y para ello he decidido cada día ser mejor que el anterior, quisiera conseguir una madurez con propósitos para que cuando vuelva a tu vida de la manera en que tenga que ser, te sientas orgulloso de mi y de lo que haya conseguido.

- ¿Qué deseo conseguir con estas líneas, llenas de relatos, anécdotas o ilusiones?

Abrir mi corazón y decirte que siempre en mi memoria guardaré ese niño que tuve en mi vientre y aprendió a caminar de mi mano. A pesar de esta lejanía que aprendimos a sortear, no tengo absolutamente duda de que he estado y estaré permanentemente en tu vida, como tú en la mía.

Fue muy cruel vivir tu ausencia en aquellos primeros días, no sé cómo pude resistir, pero vivía un día a la vez. Me quedé esperándote y retiraron de la casa todos los servicios para que me fuese difícil mi estancia, me negaron el acceso y ya no pude volver a entrar. En ese momento supe que el presagio era desalentador y que harían todo para alejarte de mí.


Hijo:


Tu ausencia me carcomía los nervios, me tocó vivir episodios perturbadores que por desagradables hasta la fecha me llevan a revivir situaciones aberrantes, la tristeza invadió cada célula de mi cuerpo y la angustia de saber que te presionaban me dolía al no poder hacer nada más que seguir con los desgastantes trámites.


_ ¡Qué impotencia!

_ ¡Qué crueldad!


Una parte de mi se fue en ese espacio de tiempo y solamente con terapias de autoayuda, pude recuperar mi autoestima. Fueron tiempos de verdadero desgaste psicológico y de un abuso indiscriminado de poder.


Para contextualizar la afirmación de la madre en la violencia de la que fue objeto, es importante reconocer que el padre de su hijo ejercía con soberbia una clara intención de hacerle el mayor daño posible a costa de la utilización del hijo para ello. Es por su actitud arrogante y sin escrúpulo que sus acciones abusivas las redireccionó siempre para afectarle emocionalmente.


## "VIOLENCIA VICARIA"


_ ¿Por qué este hecho desde la perspectiva de la madre responde a al criterio de Violencia Vicaria?


Porque el padre de su hijo arremetió desde antes de la sustracción de este, con una serie de artilugios en venganza, como lo fueron conductas dilatorias en el proceso legal en contra suya para ganar tiempo y obtener la custodia provisional y posteriormente la definitiva.


Posteriormente se lleva al hijo a la casa de sus padres para evitar el encuentro con su madre. Pone en marcha una serie de acciones intimidatorias para que ella le tuviese miedo y desistiera de la demanda de custodia.


Desde la figura materna cuando el padre le niega el contacto a su hijo, origina psicológicamente un daño bidimensional importante, ya que por un lado el menor se convierte en víctima bajo un estado de estrés postraumático y por otro se siente privado de la protección de la madre.

Este hecho inesperado en el infante puede generarle confusión al no comprender la problemática y nueva dinámica familiar y tener que aceptar que lo alejen de la madre, ante hechos que resultan ser invasivos dentro del cambio abrupto en sus vidas.

Dicha temática puede analizarse desde tres perspectivas diferentes:

_Desde la óptica del menor manipulado.

_Desde la experiencia de la madre, ante la pérdida del hijo cuya mente está siendo secuestrada.

_Desde la perspectiva psicológica y legal.

En este sentido diferentes investigaciones psicosociales con respecto al proceder del padre encargado de ejercer el dominio de la situación, se aprovecha de su vulnerabilidad del menor durante todo el proceso de custodia, manifestando conductas como lo son:

_Demuestran molestia con el otro progenitor, ante el hijo.

_Buscar venganza desplazando su ira a través del menor.

_Utilizar con el menor un lenguaje inapropiado, al hablarle con términos no correspondientes a la edad del progenitor ausente.

_ Hacer sentir a su hijo que es su confidente.

_Responsabilizan o asumen que el hijo debe fungir como cuidador.

_Hacen sentir a los hijos que son sus "propiedades" en la medida en que les utilizan como comodines a su criterio o antojo.

_Chantaje emocional, para hacerse sentir víctimas.


Evitar el acercamiento del hijo con su madre y mentirle acerca de ella, fueron intencionalmente las formas con las que este padre consiguió arbitrariamente quedarse con él, por lo que estas acciones se volvieron un trabajo de alienación constante, provocándole en correspondencia una incondicionalidad excesiva.


De ahí la importancia de cuidar la salud mental de los hijos. Por lo que a los padres que se encuentren en proceso de divorcio, les exhorto a interesarse en la importancia del adecuado manejo de las emociones de sus infantes:

- ¿Si amas a tu hijo, es necesario borrar a una madre o padre de su vida?
- ¿Restándole a un hijo la presencia física de su madre, la eliminas también de sus recuerdos?
- ¿Hasta cuándo puede guardar resentimiento una persona, porque su pareja decide finalizar la relación?

- ¿Puede ser considerado con valores, alguien que abusa de su hijo privándole de sus derechos?
- ¿Evitar que la madre tenga contacto con su hijo, no es acaso violencia de género?

A las madres víctimas les exhorto:

_ Buscar ayuda psicológica para obtener un soporte emocional, contención o acompañamiento moral durante el proceso.

_ Talleres para mujeres y acercarse a grupos de madres que se apoyen en las mismas circunstancias.

_Buscar asesoría legal, para que puedan comprender su proceso y darle seguimiento.

_ Acudir de forma presencial siempre que les sea posible a las instancias de su proceso legal.

Es necesario trabajar desde la perspectiva del Psicólogo las necesidades que manifiesta la madre y el grado de inestabilidad en el que se puede encontrar posterior a una sustracción o diferentes violaciones a sus derechos.

La autoestima de la madre cae generalmente en momentos de desesperación. Por lo que conseguir trabajar desde sus emociones y su nueva realidad, debe ser parte de un plan integral en el que se le brinden las herramientas necesarias para sobrellevar el peso de la vida y las posibles circunstancias de abusos a su integridad.

A las madres que vivimos "Violencia Vicaria" nos duele el alma cuando nos arrebatan a un hijo, nos hacen daño cuando los alienan en contra nuestra, nos lastiman cuando nuestros niños no nos quieren ver, cuando les mienten sobre nosotras, cuando vamos a los juzgados y leemos falsas declaraciones las cuales vieron nuestros pequeños, cuando nos perdemos las fechas de sus cumpleaños, las navidades, los días de las madres, cuando nos alejan de sus mundos escolares, sociales y familiares, cuando se enferman y no podemos estar con ellos, cuando se los llevan a vivir a otros lugares, cuando pierden el vínculo con nosotras, crecen y pasamos de ser sus madres a ser mujeres extrañas .

Nos duele el alma cuando tenemos que aceptar lo inconcebible, ser un número más de la lista de madres que luchan por recuperar a sus hijos y resulta patético que tengamos que admitir el desafío social al que nos condenan los padres de nuestros hijos al llamarnos "Locas"

Es inhumano vivir con el corazón hecho añicos y que las autoridades no te defiendan con valor, se presten a denominarse defensores de los derechos humanos, se corrompan y se sumen a la burla y al desacato de las leyes que promulgan nuestros derechos y garantías. Nos faltan al respeto y al de nuestros hijos, cuando no se preocupan por nuestros procesos legales y le dan carpetazo.

Muchas madres que no pudieron recuperar a sus hijos han muerto. Ha habido feminicidios cometidos por los padres de sus hijos. Han matado a niños antes que entregarlos con sus madres y se han suicidado posteriormente. Nos han condenado a privarnos de nuestros hijos injustamente.

Y todavía ocurren cualquier cantidad de atropellos en contra de nuestros derechos. Tenemos que luchar para que se nos visibilice y que nuestros hijos sepan que no los abandonamos, sino que nos los quitaron impunemente.

Tenemos que continuar la vida sin saber dónde están, sin saber que comen, si están enfermos, qué hacen o cuanta falta le hacemos, es desesperante e injusto enterarte además de su ausencia, que le están inculcando información desleal sobre ti y no puedes defenderlo de las garras de su padre secuestrador.

"Muere lentamente la madre a la que le quitan un hijo"

Es desleal que no se toquen el corazón y su trabajo sea el de lastimarnos, sometiéndonos a la violencia física, psicológica y de género. No es fácil aceptar que un hijo que tuviste en el vientre y creciste, te sea arrebatado por su padre y pierdas todo contacto por su egoísmo.

Nuestros hijos son víctimas de violencia infantil, cuando nos lo arrebatan y consiguen alejarnos de sus madres. Nos separan mentiras despiadadas, rencores absurdos, engaños infundados, que no hacen más que envenenar el flujo de comunicación que nos une naturalmente. A nuestros niños los dañan emocionalmente y debe ser castigado con todo el peso de la ley.

Cuesta creer que esto nos haya pasado y es lamentable saber que sigue ocurriendo, por ello debemos sumarnos a los frentes de apoyo solidario que dentro del país se están conformando. Buscar sumarse a campañas organizadas para enfrentar a las autoridades y hacer valer nuestros derechos, pertenecer a este tipo de organizaciones civiles que luchan por las necesidades de las mujeres, para que no se atropellen nuestros derechos y los de nuestros hijos.

"Los niños son la esperanza del mundo"

José Martí.

7_ Relatos y anécdotas escolares

(Perspectiva de la madre, reflejo de injusticias)

Retomando el caso de esta madre después de haberse percatado del caos en su seno familiar, ante la vorágine de circunstancias de fondo, asume que su hijo probablemente alguna vez en la infancia se cuestionó:

Si madre me dijo que nunca me dejaría, entonces:

- ¿Por qué, no puedo estar con ella?
- ¿Qué hice para que me dejen sin mi mamá?
- ¿Por qué me dicen que mi madre me ha abandonado?
- ¿Por qué mamá me dijo que vendría por mí y no lo hizo, es que acaso me mintió?
- ¿Por qué no entienden que no me gusta escuchar comentarios negativos en contra de mi madre?

Sin embargo, no necesariamente es así según su madre. Ella sabe que en los casi nueve años que vivieron juntos, jamás de su parte existió violencia de ningún tipo, porque simplemente su carácter es pasivo por lo que nunca ha sido agresiva.

Entonces, aunque a su hijo no le quedara más remedio que mentir por la presión de su padre, ella está convencida de que él sabía que todo lo que tuvo que repetir en contra suyo, nunca fue verdad.

- ¿Por qué un niño puede ser manipulado con saña desde pequeño, ponerlo en contra de una madre o un padre?
- ¿Cuál es la característica que distingue a los niños cuando lo presionan a responder negativamente con respecto a su mamá?

Desde mi perspectiva, un hijo víctima de alienación debe responder a la manipulación sin saber que está siendo víctima, se siente intimidado y debe apoyar a quien lo tiene en custodia en contra del otro, porque infiere que es lo que debe hacer para llevar la fiesta en paz y salir lo más pronto de dicha presión. No debemos olvidar que se aprovechan de su vulnerabilidad y que son menores de edad en estado de indefensión.

Dentro de sus responsabilidades y con respecto a la figura materna ausente, debe esconder sus sentimientos reales, cargar una culpa impuesta, y asumir su nuevo papel en contra de ella, para encontrar material que le permita buscar una excusa en contra de la madre.

Así justifica el hecho de acceder a las peticiones del padre, para conseguir darle credibilidad a una mentira repetida, porque no tiene otra alternativa.

Bajo esta premisa los padres que alienan a sus hijos generan en sus víctimas una retroalimentación circular de odio y desagravio hacia uno de sus progenitores con respecto del padre en desventaja, ya que en ese momento se encuentran al amparo de quien lo sustrajo, o tiene en custodia provisional.

En este caso es la madre la que argumentaba no estar de acuerdo con la custodia provisional que le otorgaron al padre, porque este estaba siendo procesado penalmente por abusos y violencia de género con pruebas supervinientes.

Por lo que en término generales es justamente en este tiempo, cuando comienza el trabajo de manipulación directa hacia el menor, para afectar a la madre e incidir negativamente en el hijo, al cual tiene bajo la custodia temporal, ejerciendo a riendas sueltas a la alienación.

Resulta de interés observar que para el progenitor este tiempo del hijo consigo no es de calidad, sino de necesidad ya que ponerlo en contra de su madre se vuelve una actividad obsesiva y permanente al aprovechar cualquier oportunidad, para comenzar a hablar mal de ella bajo conductas revanchistas, menospreciándola y criticando sin resquemor.

De esta forma le transfiere al menor el odio patológico que siente por la madre de su hijo, mismo que este percibe totalmente infundado e injustificado, logrando invadir sin respeto sus sentimientos, quedando totalmente vulnerable al maltrato psicológico infantil.

Un niño que no puede desahogarse y quejarse de lo que siente con respecto a sus padres en el tiempo de querellas durante el divorcio, y además debe optar por uno de sus progenitores para complacer a quien lo tiene en custodia, sufre. Por lo que este pensamiento en él intrusivo puede llegar a afectarle en su desarrollo físico y psicoemocional.

Es importante destacar que la alienación que está recibiendo el menor, puede agravarse cuando se incentiva o gratifica por parte del padre, que lo premia por el rechazo que manifiesta hacia la madre.

Por lo que este puede precisamente traducirse en graves consecuencias de comportamientos aversivos en los niños, que pueden llegar a manifestar conductas en detrimento de su salud mental, con posibilidades de repercusiones desde la infancia hasta la adultez.

Debido a la trascendencia de los hechos en donde el hijo carece del afecto de ambos padres y se convierte en víctima de la manipulación de uno de ellos, es posible que progresivamente se gesten sentimientos de abandono, y culpabilidad entre otros efectos secundarios, al no contar con la madurez y las herramientas necesarias en su razonamiento.

Poniendo en perspectiva los fatídicos hechos de esta historia, muchas interrogantes suponen a la madre tuvieron que rondar por la mente de su pequeño hijo, puesto que su relación fue fracturada inconmensurablemente.

Es un trabajo arduo el que estos progenitores ejercen en contra de la salud emocional de los menores. Tienen como objetivo fundamental mantener la mentira creada a partir de la incalculable soberbia que les brinda la inmerecida custodia provisional.

Este niño fue víctima de manipulación por su padre, quien se encargó de corromper a las autoridades para quedarse con él. Le inculcó información falsa en contra de la madre, siendo su propio secuestrador.

Durante los tiempos contemporáneos en México particularmente la violencia en todas sus variables, equivocadamente se ha normalizado en algunos sectores de la población, repitiéndose patrones errados por generaciones.

Por lo que compartir anécdotas como esta, pretende concientizar acerca de las repercusiones que conllevan el egoísmo y la venganza, tomando consciencia del daño que genera en los menores y las violaciones a sus derechos y garantías.

Sugerir herramientas desde la observación del problema, puede contribuir a revertir este fenómeno social e intrafamiliar, para coadyubar en el bienestar e integridad de la sociedad.

Estudios en detección del síndrome de alienación parental durante los divorcios, deberían ser supervisados con rigor por psicólogos peritos altamente comprometidos con la ética, permitiendo que se preste la debida atención que merecen los menores de edad en las diferentes etapas del ciclo de desarrollo psicoemocional.

La mayoría de estos menores tienen que aprenderse de memoria historias y anécdotas que nunca ocurrieron. Mismas que cuando se les pregunta en entrevistas supervisadas por expertos en Psicología y Peritaje infantil detectan inconsistencias, a través de detalles precisos o incluso cuando se les aplican pruebas proyectivas, se encuentran discordancias en sus declaraciones.

Visiblemente en los niños víctimas de alienación parental, se pueden encontrar algunas de las siguientes características:


_Sentimiento de culpa.

_Supresión de emociones ante la lealtad incondicional que deben demostrar hacia quien lo sustrajo.

_ Evasión de la realidad para sobrellevar el cotidiano.

_Inseguridad.

_Adquieren la responsabilidad de demostrar que no les afecta aparentemente la separación.

_Confusión porque el padre que queda con la custodia les hace sentir que la madre no los quiere.

_Miedo al abandono.

_Rencor infundado hacia el padre que no está.

_Inestabilidad emocional al tener que optar por uno de ellos en desacuerdo con la decisión.

_Afectaciones en la autoestima del menor.


La significancia de conocer los alcances que puede llegar a tener en el menor esta forma de presión psicológica resulta de urgencia y atención, para tomar conciencia de la responsabilidad que se adquiere a la hora de ejecutar la toma de decisión de su custodia.

La salud emocional de los hijos debe ser prioridad, las decisiones para con ellos, deben ser integrales e inteligentes, favoreciendo su bienestar. Incurrir en actos inapropiados en su contra, aumenta la posibilidad de afectarles negativamente, por actuar deliberadamente al alejarles de la figura materna.

8_ Origen de la madre.

El antes y despés de perder a su hijo, por sustracción.

Nació en un núcleo familiar compuesto por sus padres y dos hermanos en la Ciudad de la Habana Cuba. Sus progenitores casados por segundas nupcias criaron a tres hijos, de los cuales ella es la única mujer.

Su familia a pesar de dispersarse por el mundo ha procurado mantener el vínculo fraterno, compartiendo momentos trascendentales y apoyándose sentimentalmente.

Guardando las proporciones en relación con los diferentes países que les acogen, son personas que han podido adaptarse con respeto las costumbres y tradiciones. Visiblemente esta familia está compuesta por inmigrantes integrados, personas de bien y apreciados.

Cabe destacar que esta mujer es una persona sana, apta emocionalmente, capacitada de sus facultades mentales, que no consume droga alguna y no practica ninguna acción violatoria de los derechos de la constitución mexicana, e incluso no presenta antecedentes penales.

Me consta que se le ha negado injustamente la posibilidad mínima de comunicación con su hijo, de la manera más cruel y egoísta con la que un hombre despechado, puede hacer sufrir a una madre. A su hijo le mintieron alegando que ella nunca lo buscó.

Hasta la fecha hay personas que la creen muerta, que abandonó a su hijo o vive fuera de la ciudad, algunos se sorprenden cuando la reconocen o ella se presenta como su madre. Que conste que no se trata de hacerla sentir víctima, sino reconocerle viva.

Ha vivido el reproche injustificado de su hijo, por efectos de la alienación, siendo víctima de la manipulación del padre, quien ha orquestado toda una instrumentación de artimañas, mentiras e irregularidades para apoderarse exclusivamente de él, como si fuese un objeto material con el que trabaja para propiciar daño.

Cabe destacar que cuando los hechos ocurrieron, esta situación predominante en su divorcio con respecto a la sustracción del hijo para ocasionarle daño no tenía nombre, es decir aún no se acuñaba el término "Violencia Vicaria" como lo hiciera posteriormente la reconocida Psicóloga Sonia Vaccaro.

Con conocimiento y causa afirma que ese hombre con quien se casó y tuvo un hijo, hizo caso omiso de sus responsabilidades y no respetó los intereses de la familia. A pesar de que en aquellos tiempos era muy joven, hoy reconoce haberse casado con un ser enfermo.

El proceso legal duró aproximadamente cuatro años en donde se percató que la justicia estaba coludida en un engranaje de arbitrariedades que respondían a un rigor de poca atención a los intereses del hijo menor.

En muchas ocasiones intentó explicarle al juez que su hijo estaba siendo utilizado, demostrándole la manipulación de la que era víctima, pero desafortunadamente en ese tiempo era mediocre la importancia que le otorgaban a las voces de las mujeres víctimas de violencia y solían dar carpetazos con argumentos comprados.

Las olas de demandas en su contra por parte del padre de su hijo eran constantes, cada semana este padre de familia se dedicaba a denunciar falsedades de la madre, con la finalidad de lastimarla y dilatar el tiempo del juicio.

Durante el proceso de divorcio, fueron innumerables las experiencias invasivas y atemorizantes en contra de ella. Se jactaba de pronunciarse triunfador por tener a su hijo y poseer el control de los recursos económicos para comprar a sus abogados.

Sus derechos fueron pisoteados. El rigor psicológico de mantenerla con temor, le generaba estrés, no en balde actos intimidatorios como el ser cateada (inspeccionada) por un guardia en su propia casa y seguirle sigilosamente en sus salidas, hasta atreverse a mentir en la escuela de su hijo diciendo que lo maltrataba, le propiciaron un estado de alerta atroz.

Me siento con la libertad de hacer estas confesiones con su anuencia, porque desde el principio le privaron del derecho de ver a su hijo. Vi como se encargó de lastimarla donde más le dolía con el hijo y le negaron el derecho de convivencia.

Esta mujer aprendió de esta experiencia lo que una madre siente al ser despojada de la vida de un hijo. Se hizo fuerte, aprendió de la resiliencia de la que se abrazó para continuar. Logró perfilar su mirada hacia los hombres. Encontró formas diversas de reinventarse. Se preparó y en base a su experiencia, a lo que dijo sí y a lo que dijo no, resurgió como el ave fénix.

9_ Necesidad de externar su historia:

Esta mujer necesita expresarse, porque su angustia por años se ha convertido en una olla de presión. Con su experiencia de vida desea expresarse en libertad, para que se conozca el daño que origina la sustracción de un hijo y la animadversión que infunde el padre en los menores cuando lo alienan en contra de su progenitora.

Está consciente de que el pasado es algo que no puede modificarse, por ello trabaja fervientemente en la realidad actual. Sin embargo, advierte ser necesario que su hijo conozca algún día, la razón del por qué fueron condenados a vivir separados.

Desea cumplir con el compromiso moral de relatar su parte de la historia que no ha sido contada y visibilizar este daño y abuso como uno de los más injustos que comete un padre a ultranza.

Conocer las intenciones que persiguen los padres vengativos y el daño moral que provoca este tipo de abusos de hijos y madres en la sociedad mexicana, pone de manifiesto la relevancia que tiene psicológica y legalmente la Violencia Vicaria.

Refiere que tras haber intentado fallidamente buscar a su hijo, para tener la posibilidad de relacionarse, necesita por el bien de ambos dejarle saber lo ocurrido mientras él estaba con su padre en la infancia. Porque ha llegado el momento de que la verdad salga a la luz.

Cabe comentar que hace más de dieciocho años atrás, justo en la época que se desarrollaron estos hechos, legalmente eran poco considerado este tipo de abuso, solo se hacía mención y reconocía la sevicia como agravante con el reconocimiento de malos tratos, pero no existían investigaciones pertinentes para resolver los asuntos legales en donde los hijos eran utilizados en muchos casos como moneda de cambio por parte de alguno de los progenitores.

El padre de su hijo pagó a psicólogos sin ética para que en una sesión le dieran un dictamen, sin haber efectuado pruebas o contar con un historial clínico. Por lo que solamente escuchaban al menor, repitiendo un mensaje aprendido, lo transcribían y firmaban. No valoraban profesionalmente el hecho de que estuviese siendo influenciado por estar bajo coacción y custodia.

10_ Resiliencia.

Desde la profundidad de sus sentimientos nos comparte:

La indiferencia y el agobio de mis pensamientos, me lleva a contar lo que durante muchos años no he podido decir. La madurez comienza a permitirme abrir mi corazón para que la injusticia que hemos vivido mi hijo y yo no quede impune y pueda servir como referencia de lo que ha sido vivir en resiliencia.

- ¿Cómo saber el tiempo en que deben hacerse las cosas?
- ¿Cuándo será adecuado darle una explicación a la vida?

_ No lo sé, pero sí conozco del dolor de vivir por tantos años la ausencia injustificada de un hijo. He aprendido a buscar el equilibrio para poder soportar una ausencia entrañable.

_ He decidido que no deseo mantenerme a la sombra de una mentira, cuando cuento con una verdad documentada.

He escuchado decir que, para continuar el viaje de la vida, se debe soltar las cargas. Incluso desde el sentido religioso se dice que abandonemos nuestras angustias a Dios, porque solo él puede sostenerlas y lo afirmo:

_ El daño que origina la violencia vicaria es sórdido, ruin y la persona que lo ejecuta es un ser mezquino, que no conoce de empatía, que no sabe de amor y que no tiene sentimientos.

No es poca cosa despojarse de una tonelada de cargas emocionales dispersas en mis neuronas, pero ahora estoy dispuesta a verterlas sobre estas líneas y liberar mi corazón. No importa que algunos puedan vanagloriarse de mi dolor, porque hoy me reconozco fuerte.

_ Ahora es mi tiempo, tu tiempo, ahora es nuestro tiempo.

Durante años he vivido este compás de espera con mi hijo abstracto e infinito. Le quedé a deber atención, protección, abrazos, sin un ápice de sensibilidad me lo robaron. Quedó inconcluso mi amor incondicional de madre, ese que guardaré celosamente para él, aunque ya sea un adulto.

"Quien olvida su historia, está condenado a repetirla"

Jorge Agustín Nicolás Ruiz de Santayana.

11_ Redes Sociales:

Ha transcurrido un periodo de tiempo importante de no poderme encontrar de forma regular y tranquilamente con mi hijo. Son casi dos décadas de cero relaciones, donde el mundo evoluciona apresuradamente y la tecnología nos exige habilidades y competencias múltiples de aprendizaje, las relaciones se globalizan, pero entre nosotros se estancó la cohesión y no tenemos físicamente hoy en día un medio de comunicación incluyendo la Internet.

En contraparte el tiempo histórico de cuando se suscitaron los hechos carecía de la oportunidad actual de darse a conocer y fomentar alguna dinámica de divulgación que llamara la atención a las autoridades y se pudiese ventilar el caso, como lo dan a conocer actualmente a través de las redes sociales.

Desafortunadamente para entonces este acto plagado de irregularidades se vio favorecido por la acumulación de arbitrariedades que se formaron dentro de este fenómeno social gracias a que no era visibilizado con criterio legal por el desconocimiento de las repercusiones y daño coercitivo a través de los abusos del poder y el impacto negativo en ambas figuras filiales la violencia vicaria.

Para esta madre la resiliencia ha sido en todo momento la fuerza que la impulsa y la contiene:

- ¿Cómo fue que esta mujer llegó a este punto?

Fueron años de angustiosa tristeza que trataba de disimular a toda luz, y utilizarla para no rendirse. Y aunque le costaba concentrarse diariamente, transitaba entre la abrumadora presión y la necesidad de luchar por recuperar a su hijo.

Tomando validez las palabras literales que le mencionó una jueza de segunda instancia y que se las creyó:

_ "Usted saca fuerza de la debilidad"

La resiliencia es una herramienta psicológica extraordinaria y poderosa con la que cada día sacamos fuerzas para luchar. Los seres humanos contamos con esta capacidad de afrontamiento que podemos ocupar para revertir el acontecimiento doloroso.

No es fácil hallarla, pero cuando la encuentras, en la resiliencia encuentras la adrenalina necesaria que te impulsa ante el dolor, para defenderte y luchar cuando tu mente te traiciona, pues te indica que no te quieres rendir.

La resiliencia puede ser emocional, psicológica, física y comunitaria. Ellas te pueden sacar del insondable sufrimiento que implica la injusta crueldad de quitarnos a un hijo. Aplicarla para recuperarlo debe ser la dirección de tu barca al emprender este viaje de olas gigantes en un mar de tempestades.

- ¿Cómo se puede llegar a sacar fortaleza para afrontar una pérdida tan abruptamente ilógica?
- ¿De qué forma podemos vivir el desconsuelo de saber que el hijo que lloras, vive a escasos kilómetros de ti?

Como madre en aquellos años no podía creer que su hijo la evitara en reencuentros casuales, que hiciera como si la desconociera de forma tan desconcertante. El dolor era terrible recuerda, el daño que le producía el padre a su hijo y ella observaba en sus reacciones, lo había devorado.

las actitudes ambivalentes, obedecían a la programación de la que estaba siendo víctima para repudiarle. Era evidente que el cambio que dio en días era abismal, entre una diligencia legal a otra. Su niño estaba irreconocible, lleno de rencor, repitiendo supuestos maltratos, los cuales jamás existieron ni pudieron probar.

A partir de entonces su hijo ha llevado una vida condicionada por el temor de encontrarla, o contactarla. Se las ha ingeniado hasta la fecha para omitirle y evitarla continuamente, a pesar de que viven en la misma ciudad.

En el entorno familiar paterno de su hijo nadie se ha interesado en indagar como vivió el duelo en la infancia desde que le suprimieron la oportunidad de convivir con su madre. Al parecer les dejó de preocupar lo que este hecho pudo haberle impactado en su vida para siempre.

Fue víctima de alienación desde el principio justo antes que transcurriera su adolescencia, por lo que creció sin vínculo alguno con ella, y aun estando con ese vacío de la figura materna, no les importó.

En artículos psicológicos de prestigio se destaca la implicación e importancia que tiene la relación de los niños en el seno materno y esta con respecto a su entorno familiar, pues afianza lazos de seguridad y pertenencia.

De forma reiterativa su hijo se le aparecía frecuentemente en sueños. Según las madres que son víctimas de esta violencia, este hecho sucede de forma recurrente, respondiendo quizás a los deseos, anhelos y pensamientos de miedos constantes durante el día, porque es un tiempo importante de sobresalto emocional y zozobra.

Esta madre observó la burla y falta de respeto hacia su hijo por parte de su propia familia, era evidente que su niño sentía sobre sus espaldas una gran presión y tenía que responder a su padre con un desinterés por la madre mayúsculamente sobreactuado.

_ ¡La manipulación del progenitor estando en su terreno hacía de las suyas!

No se respetaron los derechos dispuestos por el juez en cuanto a las visitas o salidas de convivencia, ponían excusas vagas o argumentaban que estaba enfermo. Desde entonces el padre de su hijo no accedió jamás a que esta lo volviera a visitar o pudiese siquiera contactarlo de otra forma.

Estaría demás demostrar que este pleito estaba siendo viciado, distorsionado, confuso, lleno de mentiras y exageraciones, porque las mentiras fueron tan insólitas que dejaron claro el interés que tenían al ganar tiempo.

Su madre en varias ocasiones apeló a las medidas cautelares, sin embargo, la explicación que argumentaron en los alegatos, fueron que el menor ya estaba adaptado a su nuevo entorno familiar, dados los meses que para ese entonces habían transcurrido, porque hubiese sido inapropiado durante el proceso de juicio trasladarle con su madre.

Esta madre pasó por múltiples vicisitudes, pero una de las más dolorosas durante el tormentoso litigio del divorcio, fue presenciar la firma de su hijo en documentos que suelen ser manipulados evidentemente por adultos. Me compartió lo triste que fue leer que su hijo siendo niño, tuviera que hacer falsas declaraciones sobre ella.

Por convicción no debería tomarse algo, por cierto, cuando no existen argumentos sustentables para demostrarlo. Y las declaraciones falsas en su contra, no fueron probadas por obvias razones, sin embargo, considera que su hijo sabía que mentía para apoyar a su padre, porque era su deber y así lo asumió por no tener alternativas.

Cuando un hijo menor como lo fue su hijo crece a la sombra de la mentira, opta por tener que aceptar su postura sin chistar. Su papel en el juego orquestado por su padre tiene que tomar un lado, que obviamente tendrá que ser hacia la figura paterna, aunque extrañe a su madre no tiene oportunidad de conocer la verdad, porque todas las puertas que le lleven hacia ella serán cerradas con la aprobación de su familia paterna.

Gracias a muchas amistades e incluso al apoyo moral de varios de los parientes paternos indirectos, ha podido fortalecer la resiliencia comunitaria, porque entre ellos hay quienes se percatan de la muralla que le han colocado a su hijo, impidiéndoles hasta a nombrarla.

Esta mujer reconoce que su hijo evita la confrontación y con el paso de los años, ha logrado blindar la coraza de su armadura para sobrellevar su vida de la mejor manera posible. Sin embargo, está segura de que este merece una tregua para conseguir la libertad de generar las paces con su pasado.

Hijo:

Veo que cada vez te haces más cercano en redes y me agrada, porque transmites información que me permite conocerte entre líneas a la distancia. Soy como ese testigo confidencial que te sigue a escondidas.

_ Te admiro.


Me agradó ver la compilación de fotografías y videos de evidentes buenos momentos que te regaló este año y los disfruté. La libertad es el mayor tesoro que podemos disfrutar, pero además es un derecho del cual fuiste privado implícitamente.


Solamente pude hablar contigo una vez en todo este tiempo. Para mi ese encuentro fue un salto en la historia de nuestras vidas. Te recuerdo serio, preocupado, nervioso e insistías en que me fueras, tenías 12 años y vestías el uniforme de la secundaria. Te tuve cerca, te miré a los ojos, me salieron las lágrimas de emoción porque para ese entonces, ya te habías convertido en adolescente.

_ ¡Como olvidar ese momento!


Esa única visita en casa de tus abuelos careció de privacidad, fue supervisada por abogados, actuarios y familiares, que sin un ápice de empatía obstruyeron la privacidad de permitirnos un minuto a solas.

Sin embargo, te llegué a decir entre dientes que las cosas no habían estado bien, sin caer en detalles. Estoy segura de que lo recuerdas, porque sabes que jamás te mentí y tu mirada profunda me decía lo que tu voz no pudo pronunciar:

_Compréndeme Mamá por favor, no puedo hacer más…


Los días pasan, los años se van, la piel se arruga, pero siempre estaré esperándote, mientras exista la esperanza.


Si al compartir este pedazo de lo que ha sido mi vida te ayudo a esclarecer los caminos sinuosos que hemos tenido que recorrer, habré conseguido el mayor logro de este tiempo para que tu andar sea ligero.


Este es el mejor legado que puedo dejarte para que conozcas quien soy y cómo pienso, con la verdad que me acompaña y sostiene moralmente.


"Caminante no hay camino; se hace camino al andar"

Antonio Machado.

12_ Violencia Vicaria.

Propuestas para visibilizar este fenómeno social.


Esta madre ha sobrevivido a la violencia vicaria y ha querido compartir su experiencia al identificarse con las mujeres que desafortunadamente como ella son víctimas en la actualidad de este mismo abuso, por lo que al contar su historia desea motivarlas para que no se dejen intimidar, luchen y persigan el propósito de recuperar a sus hijos.


Es hora de visibilizar la "Violencia Vicaria"


La realidad de esta historia supera a la ficción, se ha realizado un extracto porque no cabría en el libro las innumerables acciones que se cometieron en su contra. La agonía infinita de esta mujer con su hijo, desde otra mirada me inspiró para contar de forma anecdótica, los episodios que se enraizaron en la vida de una madre.


Por lo que desde su perspectiva se pretende puntualizar y demostrar las secuelas que origina en las familias este acto de abuso y poder, mediante el daño coercitivo en ambas figuras como lo son madre e hijo, y toda la carga emocional negativa que se les infringe cuando se violan sus derechos.

En el presente ensayo se hace alusión reiteradamente al tipo de violencia gestada desde la perspectiva de la madre, para esclarecer como puede llegar a desarrollarse un caso intrafamiliar en donde madre e hijo son víctimas de la separación impuesta por el progenitor.

De tal forma que esta madre denuncia el egoísmo soez y la insensibilidad con la que el padre de su hijo le robó la oportunidad de toda relación con él, durante más de dieciocho años y hasta la fecha, corrompiendo a las autoridades que sucumbieron impunemente.

En un compendio de intenciones, desea puntualizar la importancia de los hijos en los divorcios, demostrando el daño irreversible que se les puede originar al hacerles responsables de cargas emocionales confusas, resentimientos y afectaciones en su salud mental.

La violencia de género hacia las mujeres y madres que han sido víctimas de la misoginia de algunos hombres, del machismo atroz por medio de la corrupción y las malas praxis de la justicia, son una necesidad imperativa de la familia y la niñez.

Priorizar y visibilizar las secuelas colaterales, en ambas figuras parentales brinda la posibilidad de crear en conjunto consciencia del daño y generar campañas de información a través de todos los medios de comunicación y redes sociales.

13_ Anexos:

Propuestas para una mejor salud mental hacia el menor en medio de una separación:

- Apostar siempre por una buena comunicación, clarificando dudas.
- No hablar mal a los hijos del padre que está ausente.
- Evitar discusiones con la figura parental, violencia verbal y física delante de los hijos.
- Respetar los espacios de tiempo convenidos.
- No utilizar a los niños como armas de venganza.
- Propiciar el encuentro de ambos padres para su sana retroalimentación.
- No utilizar a los menores con fines económicos o de chantajes emocionales.
- Buscar orientación profesional si no se encuentran aptos para llegar a acuerdos.
- Propiciar la salud física y mental en igualdad de circunstancias.
- Generar empatía hacia los demás siempre.
- Actuar con consciencia y responsabilidad considerando que los menores observan y aprenden.
- La comunicación con los hijos debe ser prioridad.
- En la familia hablar de forma respetuosa y frecuente favorece que se conozcan y contribuyan a generarles confianza.

- Para el niño el tiempo de convivencia durante el divorcio es valioso.

- Es importante que se cercioren de la buena comunicación de ambos padres.

- La certeza que de forma indistinta sus padres los quieren y procurarán siempre lo mejor para él, contribuye a su salud emocional.

_ ¿Cuáles son las posibles repercusiones positivas que pueden generarse en el menor, durante o después del divorcio?

_ Si le hablas a tus hijos de forma respetuosa sobre el padre ausente, le producirá el respeto necesario para admirarles y afianzar su seguridad.

_ La violencia, genera violencia y tus hijos pueden imitar con facilidad este tipo de conductas cuando no estés presente.

_ Cuando tengas a tu hijo contigo aprovéchalo de forma positiva, déjale saber que sus padres le aman a pesar de la separación.

_ Buscar que los hijos se sientan cómodos con ambos padres por igual, sin ningún elemento material, les brindará la oportunidad de sentirse calibrados emocionalmente.

_ El acercamiento a la familia siempre será primordial para el apoyo emocional de los hijos.

_Acudir al especialista u orientador familiar coadyuba en casos donde se exista la posibilidad de suscitarse momentos incomodos o posibles cambios de acuerdos.

_ Propiciar que un hijo se ejercite físicamente, es una actividad que le proveerá de disciplina, compromiso y compañerismo.

_ Proveer al menor de un sano entorno familiar, le brinda seguridad, confianza y capacidad de resolución ante los problemas.

_ Predicar con el ejemplo es una de las mayores virtudes con las que puedes agasajar a tus hijos.

_ Practicar la empatía con todos por igual, les brindará la oportunidad de ponerse en los zapatos del que está enfrente.

Esta madre hoy ya no desea callar y considera que su vida puede llegar a servir de reflejo sobre lo que no se debe hacer con los menores, por las posibles secuelas ante la ausencia de la figura materna.

A quienes, como Madres, nos ha tocado vivir la inexorable pérdida de un hijo les digo:

Somos hermanas del mismo dolor, no están solas, hemos padecido la horrible pesadilla de hacernos sentir las peores personas de la tierra, han mentido sobre nuestra reputación, nos han llamado locas, han envenenado el alma de nuestros niños por haber decidido poner fin a una relación, para ustedes mi respeto, solidaridad y admiración.

_ ¡No nos rendiremos por nuestros hijos y por nosotras seguiremos luchando!

No claudiquen en su lucha, ninguna historia es igual, sino parecida, pero lo que es innegable es el amor que les tendremos siempre, aunque aquellos que fueran nuestros niños se vuelvan grandes.

Desafortunadamente este individuo me quitó el tiempo de convivir con mi hijo en un acto de desamor, pero lo que no logrará jamás es quitarme la esperanza.

Esa que se vuelve fuerte cuando le da sentido a la vida de una madre.

Esta mujer que ha sido víctima de "Violencia Vicaria" por parte del padre de su hijo, es mi amiga, mi compañera incondicional, mi confidente, es la voz de mi consciencia, es mi reflejo en el espejo.

Ella es el amor que le espera a su hijo, del otro lado de la fortaleza que le construyeron con mentiras.

Ella soy yo.

Psic. Dania Borges Ramírez.